食事療法おいしく続けるシリーズ

クローン病・潰瘍性大腸炎の安心おかず

女子栄養大学出版部

はじめに

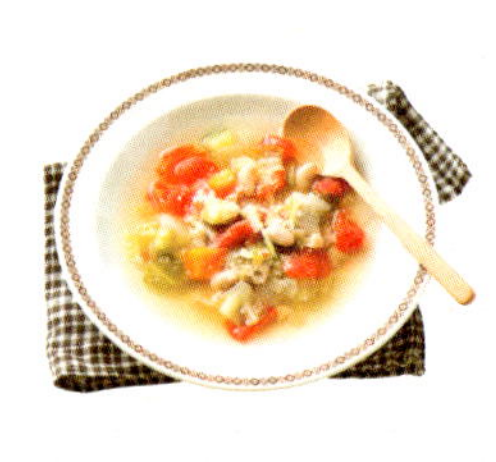

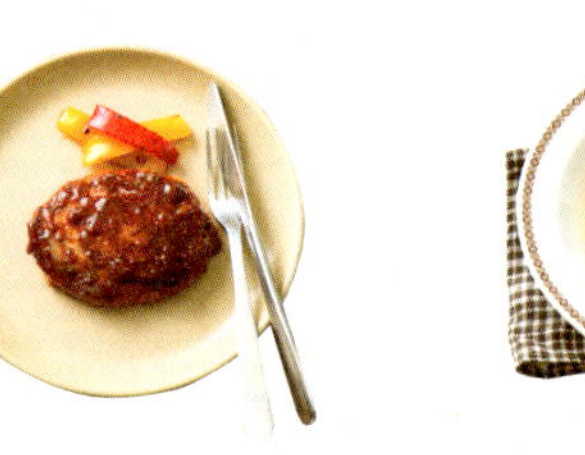

息子が大学生のときに突然クローン病と診断され、
脂質控えめで残渣（ざんさ）の少ない食事を工夫するようになって
もう7年ほどになります。はじめのうちは戸惑いながらも、
「家族みんなでおいしく食卓を囲みたい」という一心で
試行錯誤をしてきました。

クローン病・潰瘍性大腸炎は、若い人に多いのが特徴です。
仕事や学校の都合で、家族と離れて暮らす人もいることでしょう。
そこで本書では、できるだけひとりでも簡単に作れるレシピを目指しました。
自分で自分の体調管理ができるように、というのはもちろんですが、
あまり難しくなく作れるレシピや自分に安心な食材、
調理方法を知っておくことが、未来の自分の
自信にもつながると思ったからです。

もちろん、食事は毎日のことですから、おいしくないとつらいし、
長続きしません。そこで、うまみや香り、食感を上手に使って、
「病気だから、あれもこれも食べられないんだ…」とは
思わせないようなメニュー作りを心がけました。

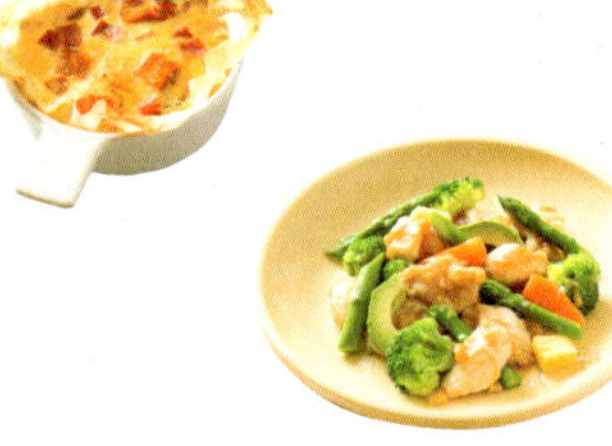

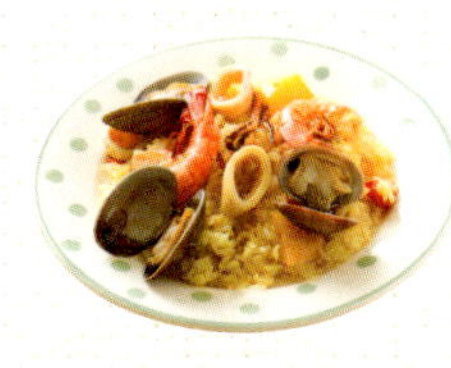

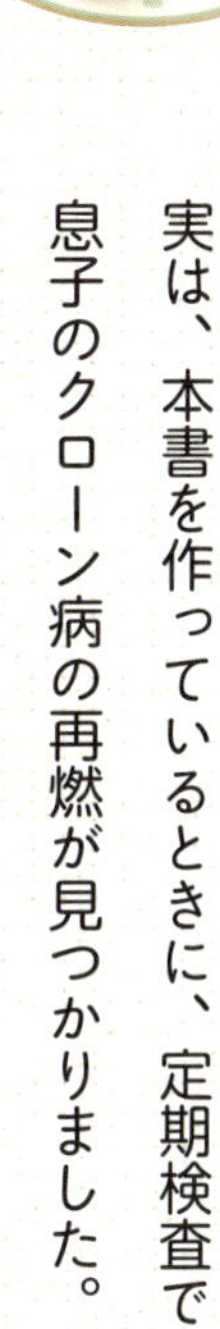

実は、本書を作っているときに、定期検査で
息子のクローン病の再燃が見つかりました。
再燃と寛解を繰り返す病気とわかっていたつもりでしたが、
点滴の投与をやめてから丸6年、これまでまったく症状が
なかったので、やはりショックでした。
でも病院の管理栄養士さんに「繰り返す病気だからこそ食事は大切。
逆にこれまでなんの症状もなく生活できていたのは
低脂肪・低残渣の食事を心がけてきて、
それが体に合っていたということなんじゃない？」と
励まされ、とても勇気づけられました。

医学の進歩はありがたく、この数年で、治療法も薬も大きく変わりました。
お医者様に定期的に診てもらいつつ、食事で自己管理をすることで
同じ病気に悩む多くの方々にも
積極的にこれからの人生を楽しんでほしいと願っています。

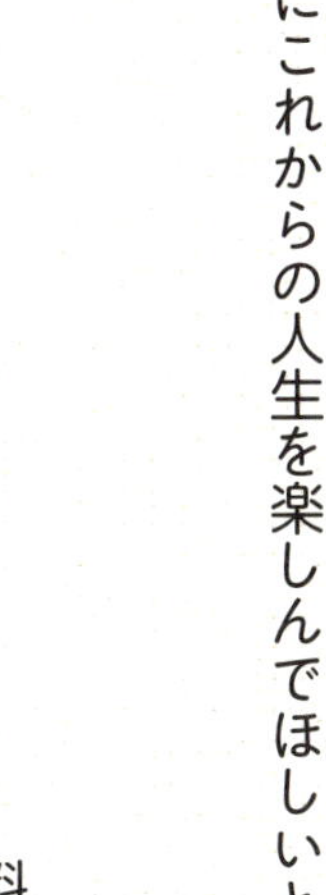

料理研究家・栄養士　田中可奈子

たくさん知りたい魚のおかず

パサパサしない肉のおかず

あると便利なゆで野菜

ゆで野菜で手軽に一品

メインと副菜を同時に仕上げる

味つけ保存なら焼くだけでおいしい

肉・魚の作りおき

野菜・卵・高野豆腐の作りおき

料理の幅が広がるたれ・ソース

カンタン、安心お弁当

ボウルひとつで簡単デザート

先生、教えて！ クローン病・潰瘍性大腸炎なんでもQ&A

コラム

この本の決まりごと

●クローン病・潰瘍性大腸炎の食事のポイント

・本書で紹介しているレシピは、退院後〜寛解期に対応したものです。症状や体に合う食材・合わない食材には個人差があります。入院中や再燃期、体調がすぐれないときは、医師の指示に従って食事を調節してください。

・フライパンは、フッ素樹脂加工など、油をひかなくても食材がくっつきにくいものを使用しています。

・野菜は、特に記載のない限り皮をむいて使用しています。小松菜、ほうれん草などの青菜は、調子のよくないときはやわらかい葉先だけを使うようにします。

・甘酒や塩麹は、肉をやわらかくしたり、うまみを増すために使用しました。火を通すことでうまみだけが残ります。

・本書で紹介しているレシピには、風味づけのためにからし、しょうが、にんにくなどを使用しているものがあります。少量なので心配しすぎる必要はありませんが、体調がよくないときは省くか、食べるときに取り除いてください。

・食事のポイントや安心な食品の選び方については、P10〜も参考にしてください。

●レシピについて

・食品（肉、魚介、野菜、くだものなど）の重量は、特に表記がない場合は、すべて正味重量です。正味重量とは、皮、骨、殻、芯、種など、食べない部分を除いた、実際に口に入る重量のことです。

・材料の計量は、標準計量カップ・スプーンを使用しました。小さじ１＝５mℓ、大さじ１＝15mℓ、１カップ＝200mℓです。

・電子レンジは500Wのものを使用しました。お使いの電子レンジのＷ数がこれより小さい場合は加熱時間を長めに、大きい場合は短めにして様子を見ながら加減してください。

・調味料は特に表記のない場合は、塩＝自然塩、砂糖＝三温糖、酢＝穀物酢、しょうゆ＝濃口しょうゆ、みそ＝淡い色のみそを使用しています。

・だし汁は昆布やカツオ節でとったもの。スープは市販の素を湯で溶いたものです。

1章

クローン病・
潰瘍性大腸炎
病気と食事の基礎知識

消化器官に潰瘍やただれなどの障害が起こるクローン病・潰瘍性大腸炎。いずれも、症状がよくなったり、悪くなったりを繰り返す病気です。診断されたら、まずは病気の起こるしくみを知って、どのように症状をコントロールしたらよいか、食事はどんな点を気をつければよいのか、理解を深めていきましょう。個人差が大きい病気なので、自分に合った治療法・食事を見つけることも大切です。

クローン病・潰瘍性大腸炎ってどんな病気？

腸に炎症が起きる特定疾患です

どちらも消化器官に障害が起こる病気

潰瘍性大腸炎

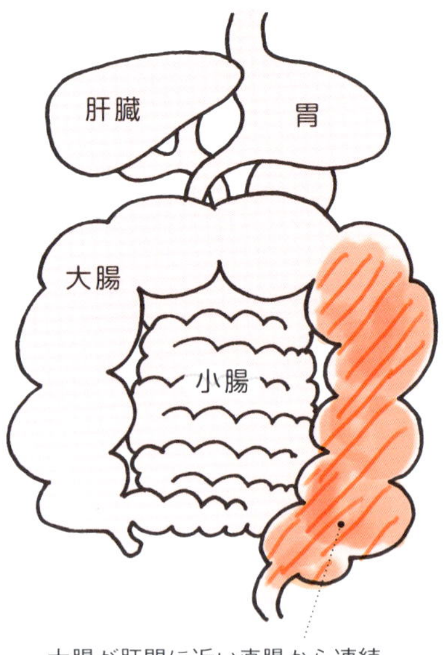

大腸が肛門に近い直腸から連続して広く浅く障害される

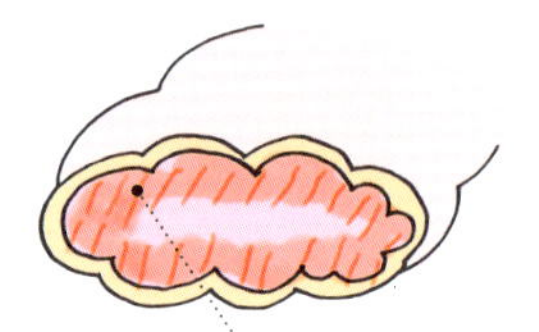

比較的広い範囲に浅い傷がつく

クローン病

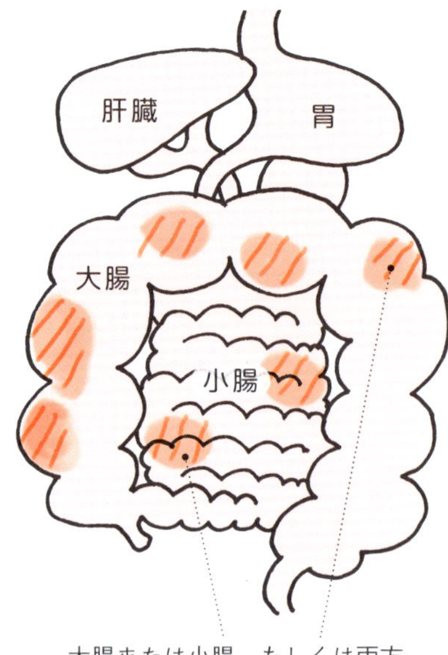

大腸または小腸、もしくは両方に局所的だが深い潰瘍が生じる

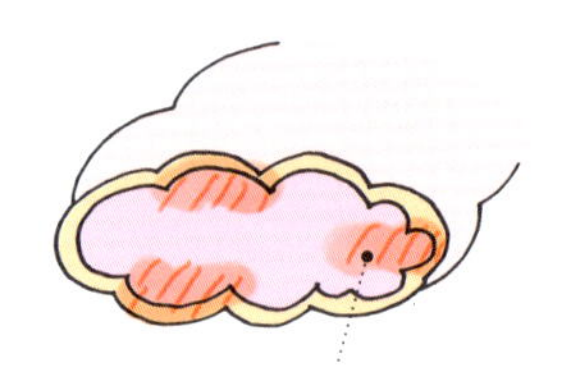

比較的狭い範囲の潰瘍だが、深く傷がつく

特定疾患にも指定されている原因不明の腸疾患

クローン病、潰瘍性大腸炎ともに腸に潰瘍やただれなどの障害が現れる病気です。症状は腹痛や下痢、血便、発熱などで、２つの病気を合わせて炎症性腸疾患（ＩＢＤ）と呼ぶこともあります。原因についてはっきりしたことはわかっていませんが、いずれも年々増加傾向にあり、めずらしい病気ではなくなっています。またどちらも厚生労働省に「特定疾患」として指定されていて、申請すると医療費の補助が受けられます。とはいえ、有効な治療法が増えた昨今では命に関わる病気、一生治らない病気ではありませんので、あまり悲観的になる必要はありません。ク

ローン病に罹患しながら、宇宙飛行士として活躍した人もいるほどです。

比較的若い人に多く症状は個人差も大きい

この2つの病気は、障害が起こる場所と炎症の深さによって区別されます。クローン病は、障害が大腸または小腸、そのほかの消化器官に発生するもので、比較的狭い範囲の局所的な潰瘍ですが、深く傷つくのが特徴です。初めてこの病気を報告したクローン医師にちなんで、この名前がつきました。対して潰瘍性大腸炎の障害が起きる場所は大腸のみで、肛門に近い直腸から広く浅い傷が連続的に生じるものです。

どちらも若い人(10〜30代)に比較的多い病気であること、症状がよくなったり(寛解)、悪くなったり(再燃)を繰り返す慢性的なものであること、潰瘍の起こり方やその頻度、症状の出方に個人差が大きいことなど、共通している点も多くあります。

最近は有効な治療薬が増加食事でのコントロールが可能に

クローン病、潰瘍性大腸炎ともに以前は有効な治療法がなく、一度よくなっても、また再発するということを繰り返すやっかいな病気でした。何度にもわたる入院や点滴治療が必要となり、日常生活はもちろん、就学、就職などにも大きく影響を与えるものだったのです。しかし、原因はまだつかめてはいないものの、そのメカニズムは少しずつ明らかになっており、有効な治療薬が開発され、治療法も増えて、最近ではそこまで深刻な病気ではなくなってきました。食事に気をつけることで、大きな制限なく、健康な人と同じ生活が送れる患者さんもいますし、症状がほぼ出なくなる患者さんもいます。妊娠、授乳中に続けられる薬もここ数年で出てきています。医師としっかり相談し、自分に合った治療法を見つけていきましょう。

寛解と再燃を繰り返す

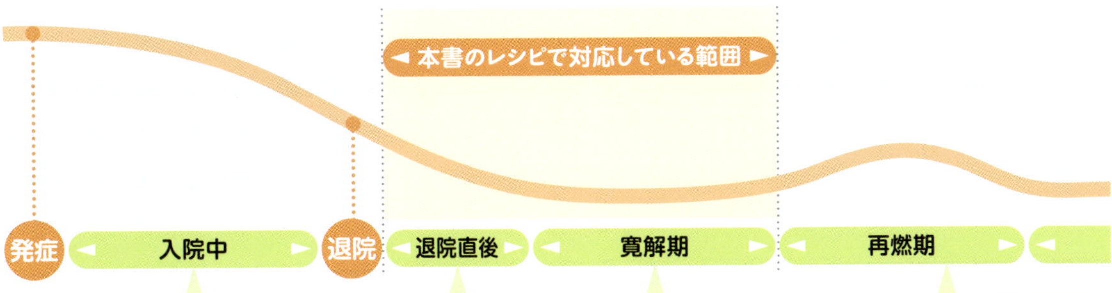

入院中は流動食やエレンタールなどの成分栄養剤、症状が改善されれば徐々におかゆやスープなど。特に症状が重いときは絶食になることも。

退院直後はまだ炎症が治まっていないことが多いので、脂質が少なく消化がよいおかゆなどからスタート。

自分に合わない食品を除けば、基本的になにを食べても大丈夫。なるべく低脂質低残渣を心がける。

再燃してしまった場合は、医師の指示に従い食事を調節する。

食事で気をつけたいのはどんなこと？

腸に負担をかけないことが大切

基本は低脂肪、低残渣（さんさ）、低刺激、高カロリー

　クローン病、潰瘍性大腸炎ともに消化器官がダメージを受ける病気です。日常生活では、食事に気をつけることが大切になります。

　大きなポイントとなるのは、消化器官に負担をかける脂肪や残渣（食物繊維）、刺激物（香辛料など）を避けること。治療に必要なエネルギーをしっかりとるために、高カロリーであることも大事です。特に成長期の子どもの場合は、きちんとエネルギーがとれるように高カロリーを心がけましょう。

　一般的には潰瘍性大腸炎に関しては、厳密な食事制限は不要といわれています。脂質も「日本人の食事摂取基準」に準じていればOK。ただし、腸内の粘膜の動きや免疫反応に影響があるたんぱく質のとりすぎには注意してください。クローン病は、寛解期でも脂質の摂取量を1日30g以下におさえたほうがいいとされています。

少しずつ試して見極めて食事記録もおすすめ

　クローン病も潰瘍性大腸炎も、症状に個人差が大きい病気なだけに、なにを食べたら大丈夫で、なにが悪いと一概に決めることは難しいといえます。低脂肪、低残渣、低刺激、高カロリーを基本に、自分の体調と相談しながら少しずついろいろな食材を試してみて、自分に合うもの、合わないものを見極めていきましょう。また、どちらも症

こんな食事がオススメです

低残渣
消化しにくい食物繊維は、調理や食材選びで減らせる（→P12参照）。

低刺激
香辛料や辛いものなど、腸を刺激する食材はなるべく避ける。

低脂肪
脂肪は消化器官の負担になる。脂質を減らす工夫を（→P12参照）。

高カロリー
病気の治癒に必要なエネルギーを摂取するため、高カロリー食を。

食品選びの目安

注意が必要な食品

脂肪の多いもの、不溶性食物繊維が豊富なものは
注意が必要。

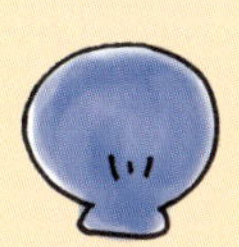
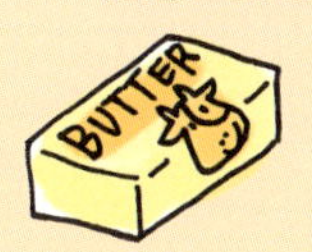

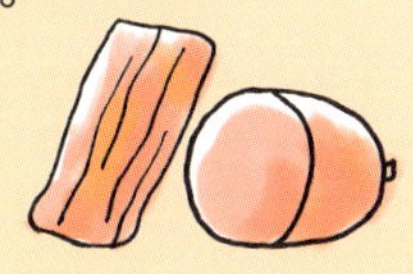

玄米、五穀米、クロワッサン、デニッシュ、そば、ラーメン、とうもろこし／キウイフルーツ、柿、ラズベリー、すいか、メロン、いちご、梨、パイナップル、ぶどう、酸味の強い柑橘類／豆類（大豆、あずき、黒豆など）、おから／貝類、イカ、イカ製品（さきイカ、するめ、塩辛など）、干物、マグロ油漬け／豚肉、豚肉加工品（ハム、ベーコンなど）／牛乳、生クリーム、アイスクリーム／バター、マーガリン、ラード／洋菓子、スナック菓子、チョコレート／コーヒー、ココア、アルコール、炭酸飲料／ナッツ類／海藻類

比較的安心な食品

低脂肪・低残渣・低刺激なもの。
魚はほとんど大丈夫。

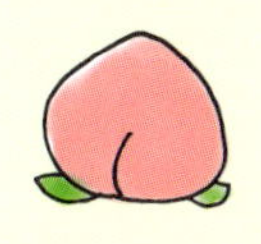
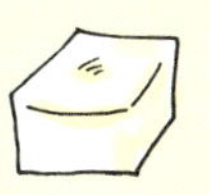
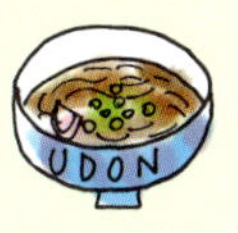

おかゆ、ごはん、もち、うどん、そうめん、ビーフン、麩／りんご、バナナ、桃／豆腐、豆乳、高野豆腐／カキ、魚類／鶏ささみ、鶏むね肉（皮なし）、卵／ヨーグルト（低脂肪のもの）、乳酸菌飲料、無脂肪・低脂肪牛乳／ n-3 系油（しそ油、えごま油、亜麻仁油など）／和菓子（つぶあんは除く）、せんべい（油使用の少ないもの）、飴／番茶、ほうじ茶

どちらともいえない食品

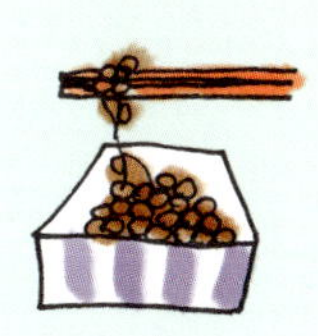

食パン、フランスパン、スパゲッティ／油揚げ、厚揚げ、納豆／牛赤身肉、鶏もも肉（皮なし）／プリン、幼児向けビスケット

状がよくなったり悪くなったりを繰り返す病気ですので、そのときの症状の出方に合わせて食事内容を調整することも大切。その日に食べたものを、食事前後の体調とあわせて記録しておく「食事記録」をつけるのもおすすめです。どんなときにどんなものをどれだけ食べてもいいのか、どんなものを控えたほうがいいのか、だんだんとわかるようになります。

外食、中食はできるだけ成分表示をチェック

毎日の生活の中では、必要に迫られて外食、中食をすることもあるでしょう。そんなときは、揚げものなど脂質の多いものを避けるのはもちろん、できるだけ栄養成分表示のある店や商品を選び、表示をチェックしてメニューを決めるとよいでしょう。また、マヨネーズ、ドレッシング、卓上の香辛料などは、使わないか量を減らして、脂質量をおさえる工夫をしましょう。

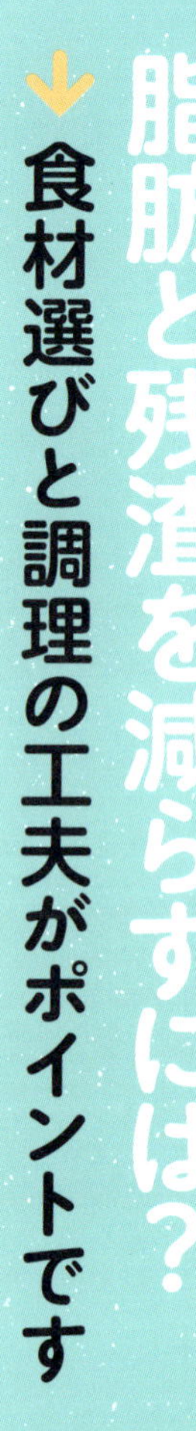

脂肪と残渣を減らすには？

食材選びと調理の工夫がポイントです

1 脂質の少ない食品を選ぶ

たとえば豚肉なら、ももやヒレなど脂肪の少ない部位をチョイス。鶏肉なら、むね肉やささみがおすすめです。魚に含まれる脂肪は、炎症をおさえる不飽和脂肪酸なのでほとんど大丈夫ですが、体調の悪いときは青魚やウナギは避けて、白身魚やマグロの赤身を選びましょう。

鶏肉
鶏もも肉・皮なし
1枚(200g)
脂質7.8g
鶏むね肉・皮なし
1枚(190g)
脂質2.9g
鶏ささみ
1本(45g)
脂質0.4g

豚肉
豚肩ロース肉・
脂身つき　2枚(60g)
脂質11.5g
豚もも肉・脂身つき
(100g)
脂質10.2g
豚ヒレ肉
5cm長さ(80g)
脂質1.5g

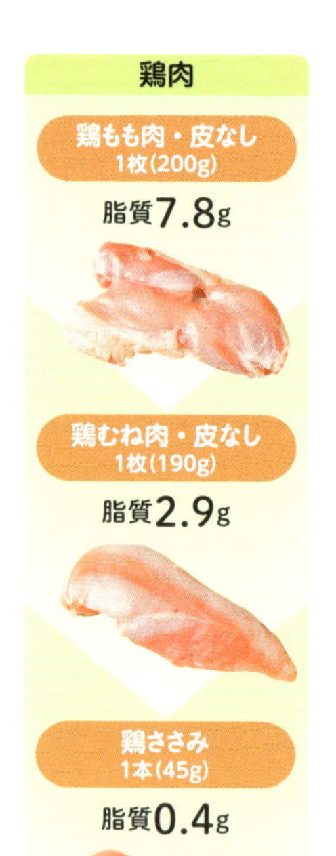

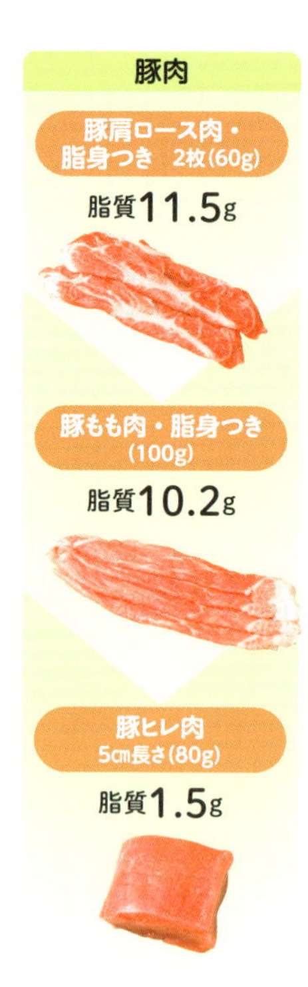

＊『エネルギー早わかり 第3版』
(女子栄養大学出版部)より、1食あたりの脂質量

2 調理で脂質をカットする

食材選びはもちろん、調理で脂質を減らすのも大切なポイントです。豚肉なら脂身を切り落とす、鶏肉なら皮を除くことで脂質を大幅カットできます。たとえば鶏もも肉は、皮を除くことで脂質を75％もカット。さっと湯通しをし、余分な脂質を落としてから調理するのも有効です。

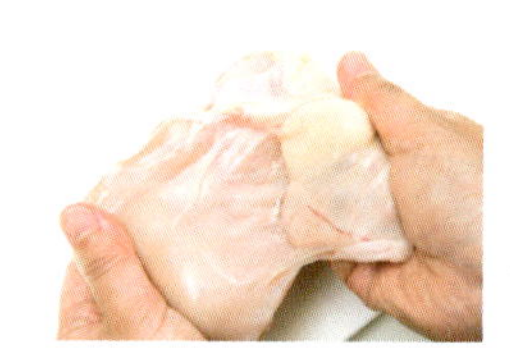

鶏肉は皮をはがして使う

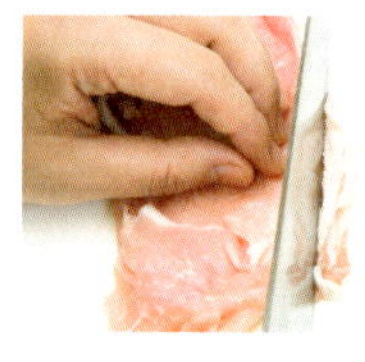

豚肉の脂は切り落とす

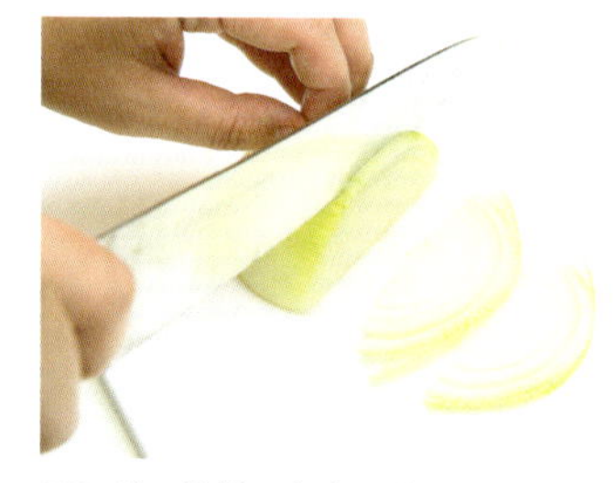

玉ねぎは繊維の方向に逆らうように包丁を入れる

3 食物繊維は断つように調理

食物繊維が多い食材も、すりおろしたり、裏ごしする、繊維を断ち切る方向にカットする…といった工夫で、安心して食べられるようになります。しっかりと火を通してやわらかくすることも、消化しやすくし、腸に負担をかけないようにするポイントになります。

4 調理に油を使わない

揚げものなど、油を多く使うメニューは避けたいところ。炒めものや焼きものも、油なしでもこげつかないフッ素樹脂加工のフライパンを使うなど、できるだけ油を使わずに調理します。ノンオイル調理には、電子レンジを上手に活用するのもおすすめです。

5 野菜は皮をむいて使う

きゅうりやなすなど、いつもは皮つきのまま調理してしまう野菜も、かたい皮を除いてから調理することで、より腸にやさしい、消化吸収のいい状態になります。体調に合わせて、皮を全部むく、縞目にむくなど、工夫するとよいでしょう。

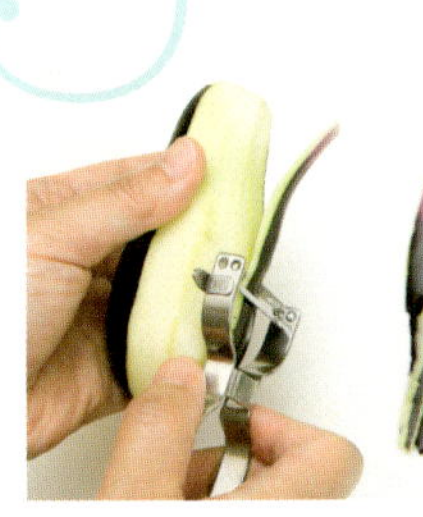

なすやにんじんなど、野菜は皮をむいて使うと安心

6 加工食品は成分表示をチェック

外食をするときは、できるだけ栄養成分表示をチェックして、脂質量などを確認する習慣をつけましょう。スーパーなどでお弁当やお惣菜、加工食品を購入する際も同様です。添加物の中にも体に合わないものが含まれている可能性があるので、種類や量が多いものは避けるようにすると安心。

7 不溶性食物繊維の多い食材は注意する

食物繊維には水溶性と不溶性があります。どちらも消化されにくいのですが、特に注意しなければならないのが不溶性食物繊維で、根菜やとうもろこし、いも類などに多く含まれています。くだもののペクチンなど、水溶性食物繊維は、体調がよければ適量をとってもOK。よく噛んで食べるようにしましょう。

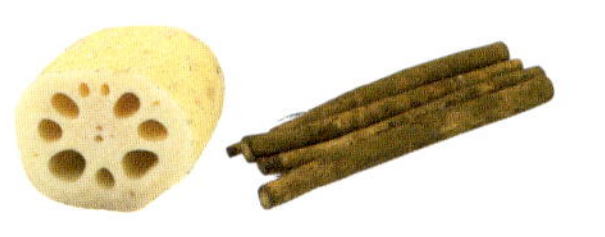

れんこん　ごぼう

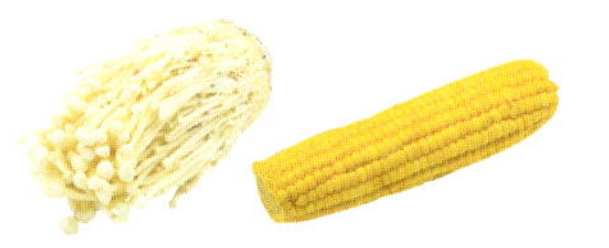

えのきたけ　とうもろこし

食品の脂質量を知ろう

脂質の多い加工食品の例

食品	脂質量	食品	脂質量
ソフトタイプマーガリン	83.1g	クロワッサン	26.8g
マヨネーズ（全卵型）	75.3g	プロセスチーズ	26.0g
ピーナッツバター	50.7g	ポップコーン	22.8g
ポテトチップス	35.2g	デニッシュペストリー	24.7g
ミルクチョコレート	34.1g	カップめん（ラーメン）	19.7g
カレールウ	34.1g	ロースハム	13.9g
ウィンナソーセージ	28.5g	ラクトアイス（普通脂肪）	13.6g

市販品は栄養成分表示をCHECK！

栄養成分表示（100gあたり）

エネルギー	110kcal
たんぱく質	4.7g
脂質	5.4g
炭水化物	12.3g
ナトリウム	330mg

ここをチェック（脂質）

＊『七訂 食品成分表2016』（女子栄養大学出版部）より、可食部100gあたりの脂質量

低脂肪でもおいしく作るコツは？

水分、食感、香りなどで満足感を補います

1 中火～弱火でじっくり加熱

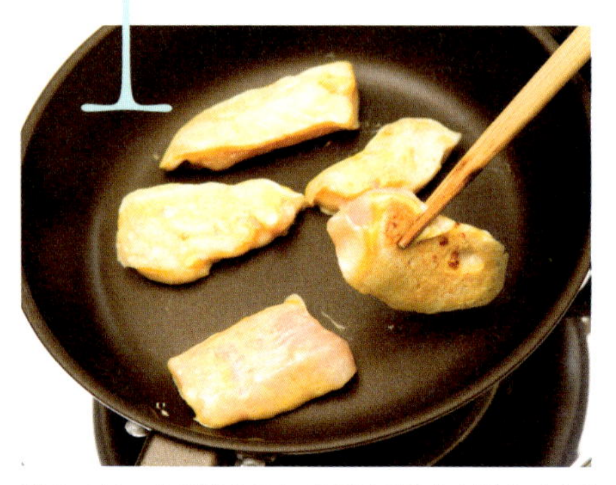
弱火でじっくり焼くことで素材の脂分を引き出せる

油を使わない調理においては、強火は禁物です。強火で加熱すると、あっという間に素材の水分がとんでしまってこげつきやすく、食感や風味も落ちてしまいます。素材の水分を閉じ込めてしっとり仕上げるためにも、弱めの火加減でじっくり火を通すことを心がけましょう。肉や魚は、じっくり加熱することで、素材自体が持つ脂分を引き出すことができます。

2 下味をしっかりつける

ノンオイルの調理では、香ばしさをつけにくく、うまみも抜けてしまいがちです。肉や魚は、加熱する前にしっかりと下味をつけておくことで、クセや臭みをおさえ、素材自体のうまみを引き出すことができます。味のしみ込みもよくなるので、油なしのもの足りなさを補えます。

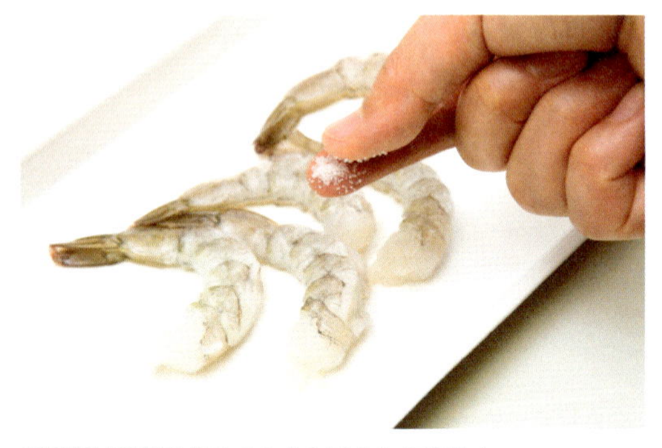
下味には素材の臭みをおさえてくれる効果も

3 香りや食感を生かす

油を使わないと、どうしてもうまみやコクが足りず、もの足りなく感じてしまいがち。にんにくやしょうがなどの香味野菜や、スパイス、ハーブの香りをプラスして、上手にカバーしましょう。また、カリカリにからいりしたパン粉をのせて焼くなど、香ばしさや食感を際立たせると、満足度の高い一品になります。

P18
“こってり”がうれしい へ
P24
“さくさく”がうれしい へ

4 粉をまぶして調理するのもおすすめ

肉や魚を煮たり焼いたりする前に、小麦粉や片栗粉を薄くまぶしておくのもひとつの手。調味料がしっかりからんで満足感がアップするとともに、素材の表面がコーティングされることで素材のうま味が逃げず、味もよくからみ、かたくなるのも防いでくれます。粉をまぶす際にはポリ袋を使うと、薄くまんべんなくまぶすことができ、便利です。

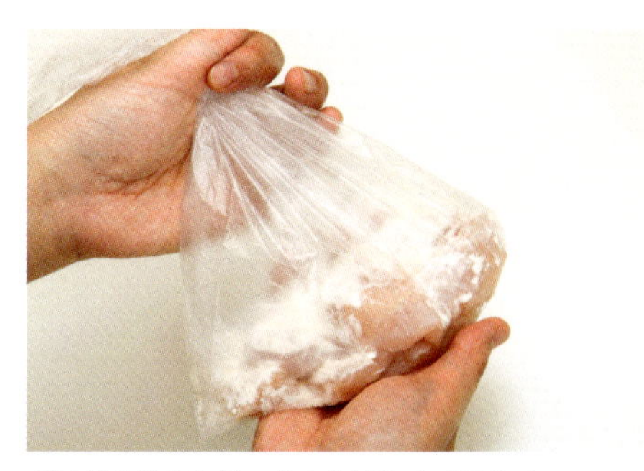

ポリ袋を使うと洗いものも減らせてラクチン

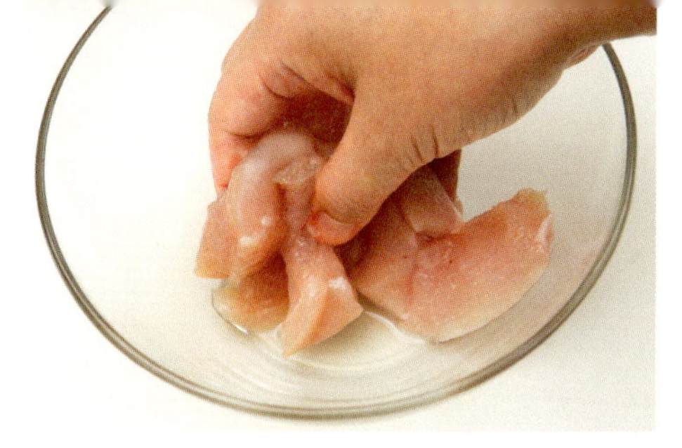

鶏肉は酒にひたしておくと加熱してもふっくら

5 酒にひたして保水力とうまみアップ

肉や魚は、酒にひたしてから調理すると、クセや臭みがおさえられ、うまみがプラスされます。さらに、ほどよく水分がキープできるので、しっとり、やわらかな仕上がりに。たとえば鶏肉は、酒にひたしてから焼くと水分が保たれて、ふっくら！　ノンオイルでもジューシーに焼き上がります。

6 とろみを利用する

素材自体の脂肪が少なかったり、調理に油を使わないと、肉や魚はどうしてもパサつきやすくなります。あっさりとして、もの足りなさを感じることも…。調味料に上手にとろみをつけると、しっとり、つやよく仕上がるうえ、味がしっかりからんで食べごたえもアップ。満足の味わいになります。

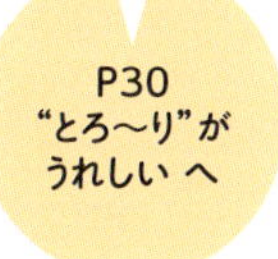

P30
“とろ〜り”がうれしい へ

7 ノンオイルの自家製たれ・ソースを常備

市販のたれやソース、ドレッシングには意外と脂質が多く含まれているもの。ノンオイルのたれやソースを手作りしておくと、サラダはもちろん、シンプルにゆでたり焼いたりした素材に合わせるだけで、手軽な一品が作れます。数種類を常備しておけば、メニューにバリエーションも増えて、同じ素材でも飽きずに食べられます。

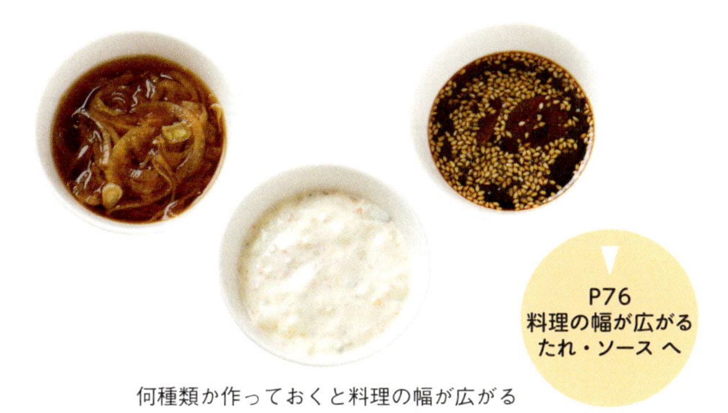

P76
料理の幅が広がるたれ・ソース へ

何種類か作っておくと料理の幅が広がる

あると便利な食材

低脂肪・低残渣でもおいしい食事を楽しみたい！
そんな願いをサポートしてくれる食材をご紹介します。

低脂肪チーズ

チーズは脂肪分が多く、病状によっては気をつけたい食材です。でも、スープに少量加えると香りやコクが出るし、グラタンやオーブン焼きには欠かせない存在。低脂肪タイプのものを、量を加減しながら使うと安心です。

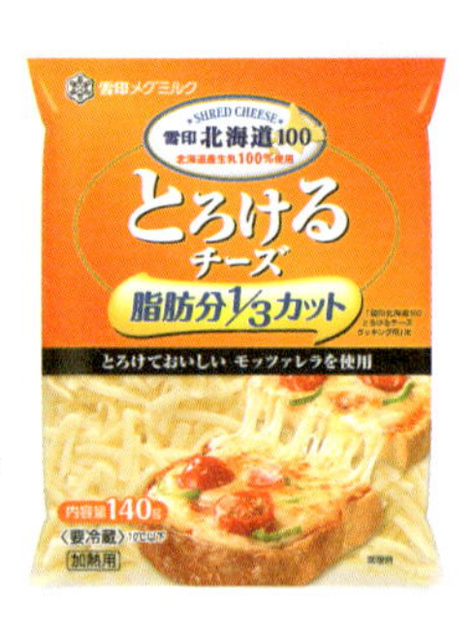

雪印北海道100とろけるチーズ脂肪分1/3カット／
雪印メグミルク株式会社

甘酒

米麹をじっくり発酵させた甘酒。ドレッシングに加えてとろみを出したり、お肉を漬け込んだり、調味料のかわりに使ったりと多彩な使い方ができます。発酵食品は腸にもやさしいので、その点もおすすめです。

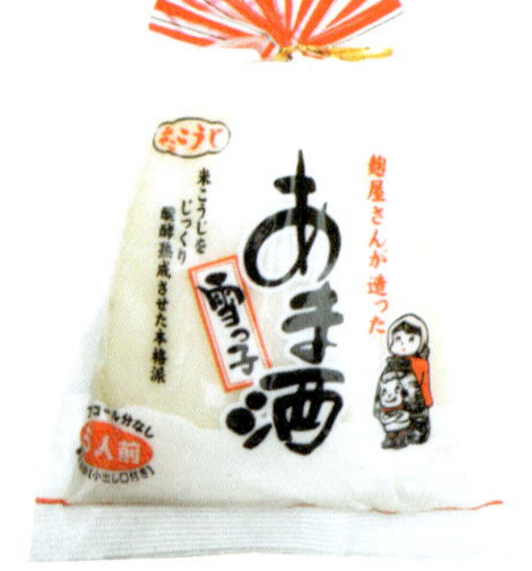

あま酒 雪っ子／株式会社伊勢惣

豆乳入りホイップ

生クリームには乳脂肪分が多いので、かわりにこの豆乳入りホイップを使用しています。乳製品をまったく使わず、豆乳を使用しているので、乳糖不耐症の人でも安心。クリーム味のデザートを食べたいときにも重宝します。

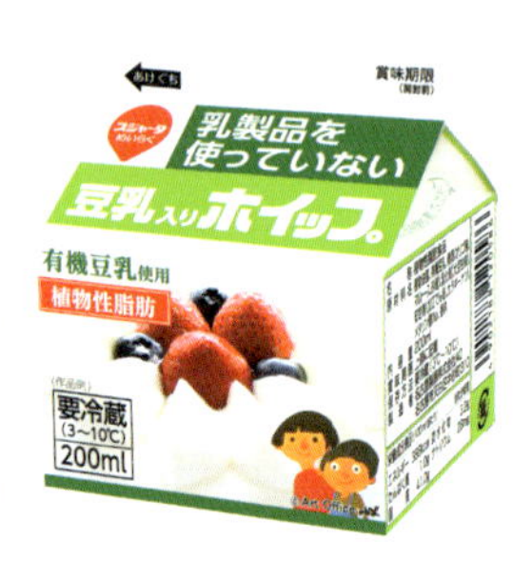

乳製品を使っていない 豆乳入りホイップ／
スジャータ めいらくグループ

低カロリー
マヨネーズタイプ

マヨネーズ味を好きな人は多いもの。少量でもコクが出て、満足感が得られます。使いたいときは、植物油の使用量を従来のマヨネーズの25％以下におさえた、低カロリータイプが安心です。

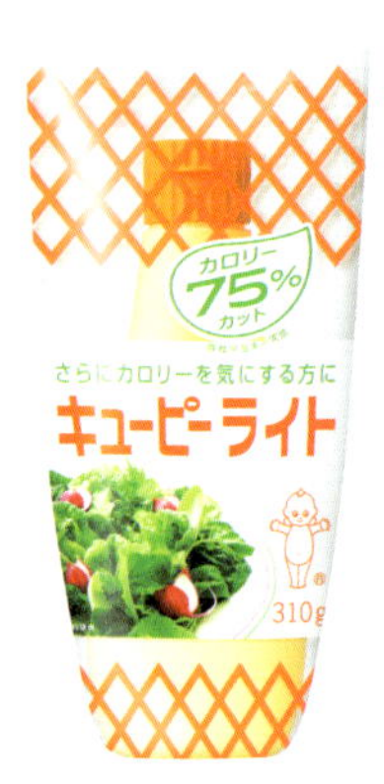

キユーピーライト／キユーピー株式会社

豆乳

牛乳や生クリームのかわりに。ソース作りや煮込み料理、デザートなどに大活躍です。無調整豆乳は加熱するとやや分離しやすいので、本書では、火にかけるものは調製豆乳を使っています。

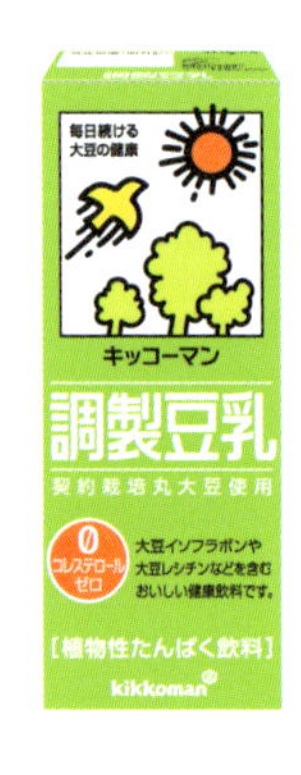

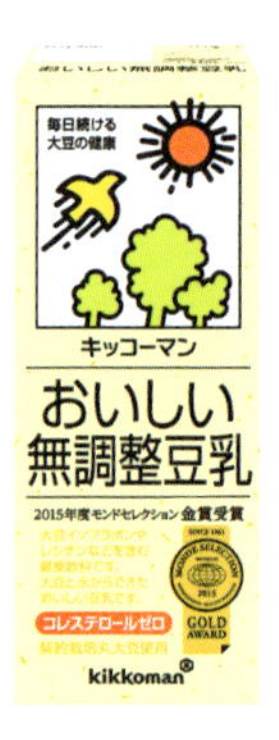

調製豆乳・おいしい無調整豆乳／
キッコーマン飲料株式会社

2章

低脂質・低残渣でも「アレ食べたい!」をかなえる

クローン病や潰瘍性大腸炎と診断されたら、まずは脂質と食物繊維控えめの食事を心がけましょう。とはいえ、食材を厳しく制限してしまうと、エネルギーや栄養不足を招いたり、食べたいものや家族と同じものが食べられない…といったストレスにもつながります。この章では、上手な食材選びや調理の工夫で、低脂質・低残渣(ざんさ)を実現しながら、おいしくて満足できるレシピを紹介します。

“こってり”がうれしい

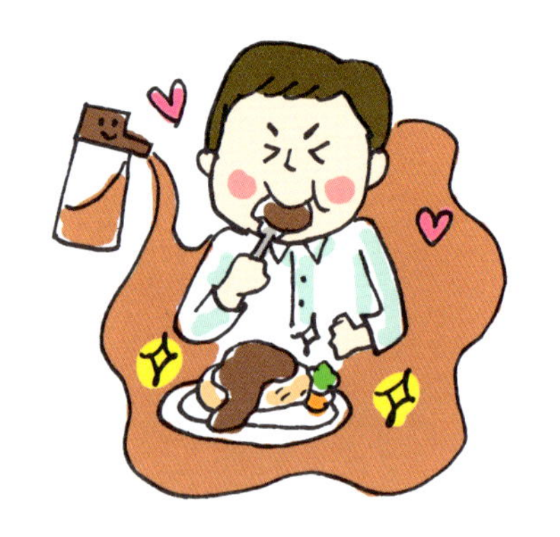

脂質を控えると、どうしてもあっさり、
さっぱりとした料理ばかりになりがち。でも、
食材を置き換えたり、ひと手間かけたりすることで
おなかも舌も大満足のコクのある料理が作れます。

つなぎの“麸”でしっとり。ボリュームもアップ

しっとり鶏ハンバーグ 簡単ドミグラスソース

1人分　エネルギー359kcal　脂質13.1g　塩分4.4g

材料（1人分）

- 鶏ひき肉……70g
- 玉ねぎ（みじん切り）……¼個（50g）
- 小町麸（すりおろす）……10g
- 調製豆乳……大さじ2
- 塩……小さじ⅓
- こしょう……少量
- 溶き卵……½個分
- 赤ワイン……大さじ3
- パプリカ（赤・黄）……合わせて¼個（30g）
- A トマトケチャップ……大さじ2
- A 中濃ソース……大さじ1
- A 砂糖……小さじ⅓
- A 粒マスタード……小さじ½

作り方

1 麸は豆乳につける。玉ねぎは耐熱容器に入れて塩少量（分量外）をふり、ふんわりとラップをかけ、電子レンジで1分加熱する。玉ねぎが熱いうちに麸（豆乳ごと）と塩、こしょうを加えて混ぜ、冷ます。

2 ひき肉に1と卵を加えて粘りが出るまで混ぜ、小判形にまとめる。

3 フッ素樹脂加工のフライパンを熱し、細切りにしたパプリカをこんがりと焼いて、取り出す。2を入れて中火で焼き、こんがりしたら裏返し、30秒ほど焼く。赤ワインを加え、ふたをして蒸し焼きにし、Aを加えて軽く煮つめながらからめ、器に盛り合わせる。

こってりをかなえるコツ

鶏ひき肉を使ったあっさりハンバーグでも、ケチャップベースのソースでコクが増します。赤ワインと粒マスタードで本格的な味わいに仕上げます。

Point
ごはんにもパンにもよく合うメニュー。パンを合わせるなら、比較的脂肪の少ないバゲットがおすすめです。

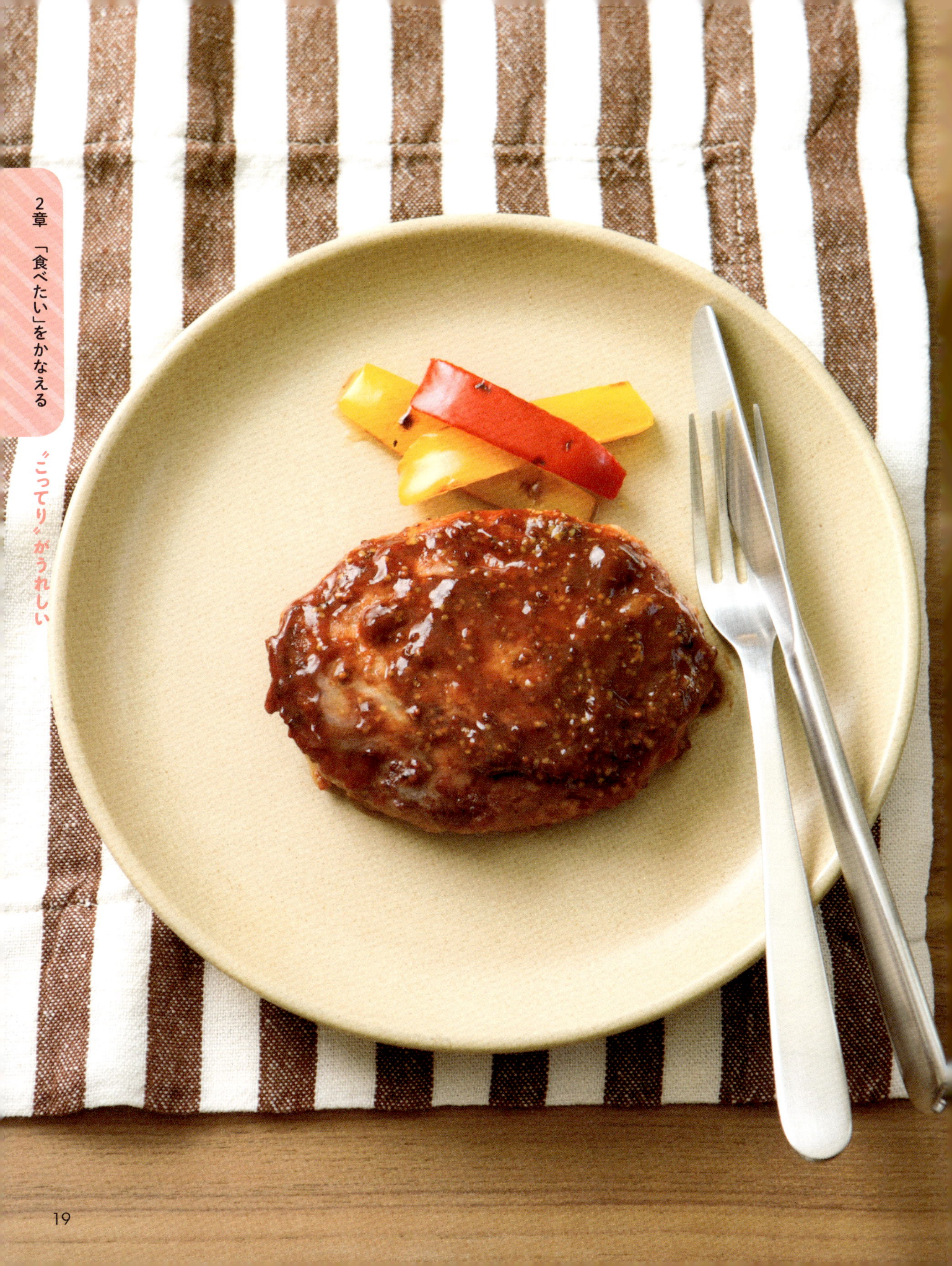

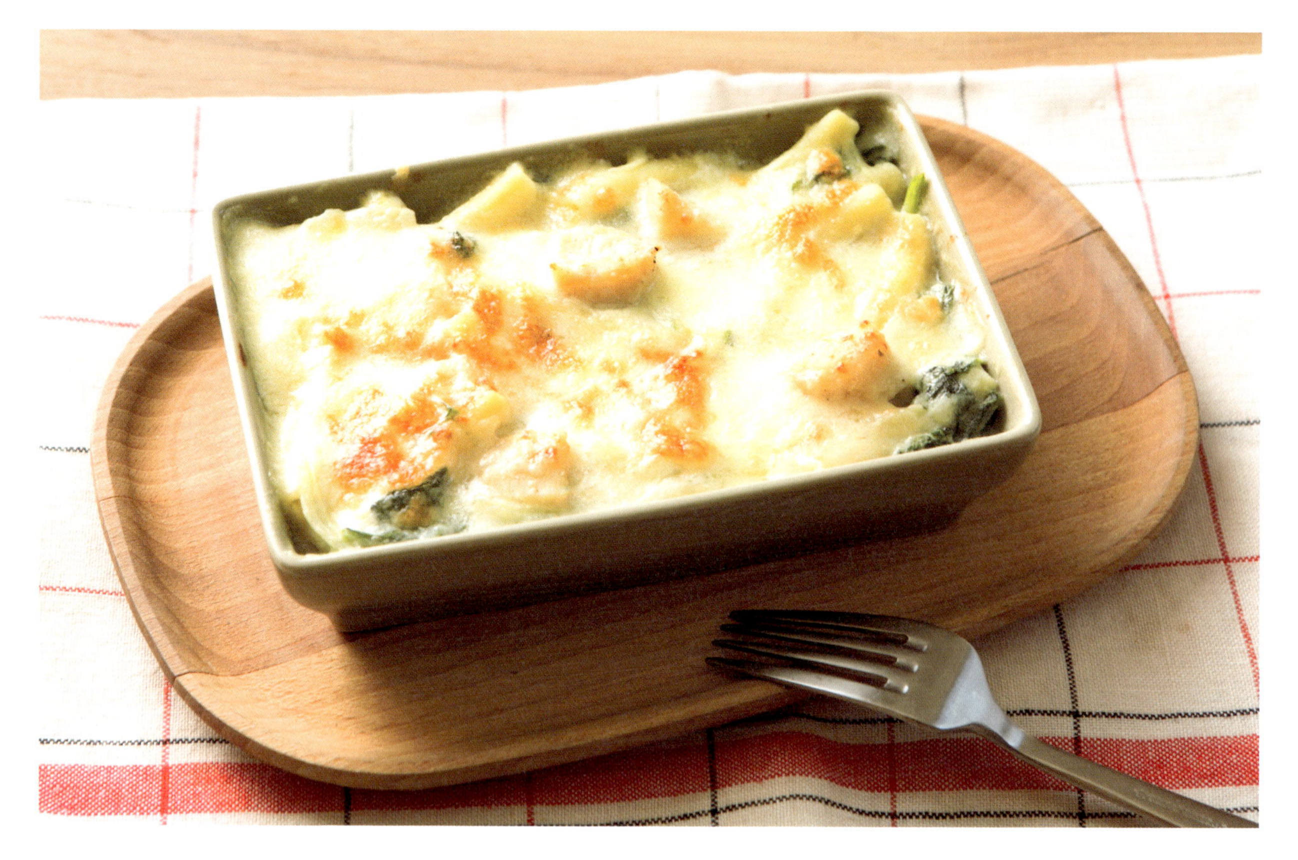

ホタテの蒸し汁も利用してうまみたっぷり

ホタテとほうれん草のマカロニグラタン

1人分 エネルギー577kcal
脂質16.7g 塩分1.9g

材料（1人分）

ホタテ貝柱	4個（80g）
ほうれん草	2株（40g）
玉ねぎ	¼個（50g）
マカロニ	40g
白ワイン	大さじ3
レモン汁	3滴
A 調製豆乳	1カップ
白みそ	大さじ½
米粉	大さじ1
塩、こしょう	各少量
モッツァレラチーズ	40g

作り方

1 玉ねぎは薄切りに、ほうれん草はゆでて水にとり、水けをしぼって3cm長さに切る。マカロニは表示通りにゆでる。Aは合わせておく。
2 鍋に玉ねぎを広げ、半分に切ったホタテをのせ、白ワイン、レモン汁をふってふたをし、中火で蒸し煮にする。ホタテの色が変わってふっくらしたら取り出す。
3 2の鍋にAを加えて鍋に残った蒸し汁、玉ねぎとよく混ぜ、中火にかける。とろりとしたら塩、こしょうで味をととのえる。
4 ほうれん草とホタテ、マカロニを加えて混ぜ、耐熱容器に移し、チーズをちぎって散らす。オーブントースターでこげ目がつくまで焼く。

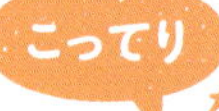

をかなえるコツ

調味に白みそを使うことで、こっくりとした甘みが加わって満足感がアップ。チーズは脂質が少なめのモッツァレラを使うと安心です。

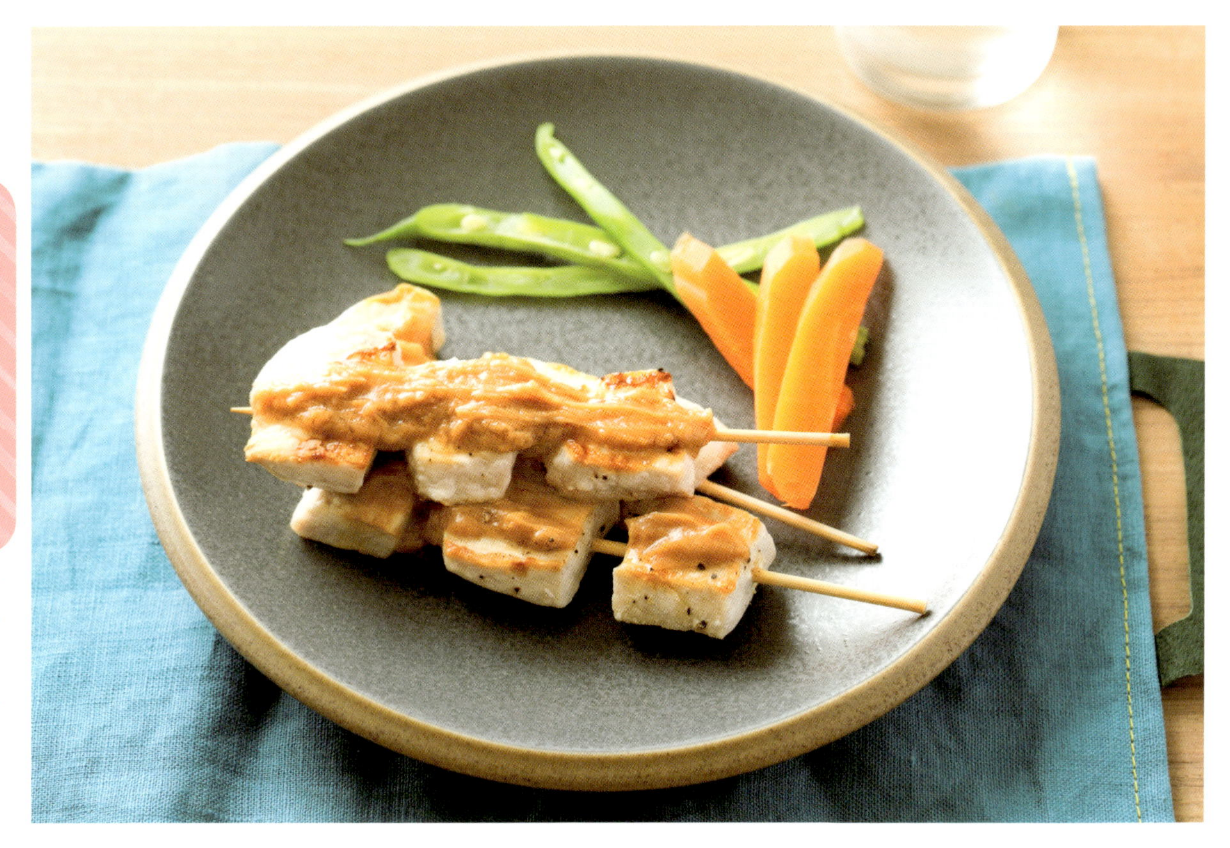

ココナッツの香りのソースで目先を変えて

カジキのエスニック串焼き

1人分 エネルギー325kcal 脂質20.7g 塩分2.5g

材料（1人分）

カジキ……80g
A ピーナッツバター（微糖）……大さじ1と½
ココナッツパウダー……大さじ½
めんつゆ（2倍濃縮）……大さじ1
チリパウダー、おろしにんにく、おろししょうが……各少量
塩、粗びき黒こしょう……各少量
ゆでにんじん（→P54参照・薄切り）……10g
ゆでいんげん（→P54参照・縦半分に切る）……15g

作り方

1. カジキは3㎝角に切り、竹串に刺す。Aは合わせておく。
2. フッ素樹脂加工のフライパンを中火で熱し、カジキを並べ、両面を色が変わるまで焼く。塩、黒こしょうをふる。
3. 器に盛ってAを塗り、にんじん、いんげんを添える。

こってりをかなえるコツ

こっくりとしたピーナッツソースで淡泊なカジキも食べごたえが出ます。カジキは水分を逃がさないよう、焼きすぎに注意。

Point
カジキのほか、マグロやカツオ、鶏ささみで作ってもおいしくできます。

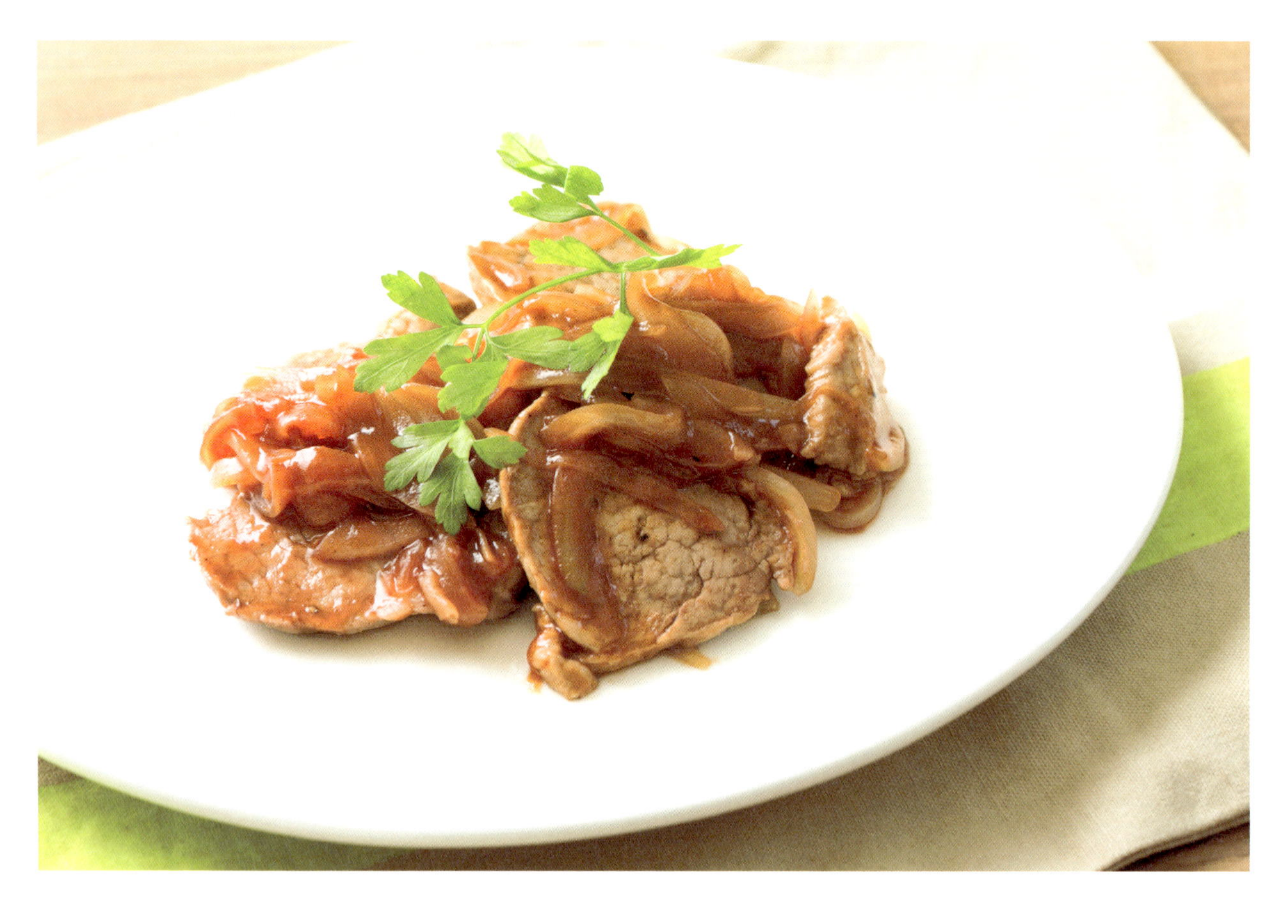

ヒレ肉を蒸し焼きにして、しっとりやわらか

ポークチャップ

1人分 エネルギー218kcal 脂質2.8g 塩分2.4g

材料（1人分）

豚ヒレ肉	70g
玉ねぎ	½個（50g）
赤ワイン	大さじ2
A 水	大さじ3
トマトケチャップ	大さじ2
塩麹、中濃ソース	各大さじ1
おろしにんにく	¼片分
顆粒コンソメ、レモン汁	各少量
イタリアンパセリ（飾り用）	少量

作り方

1 豚ヒレ肉は5㎜厚さに切り、包丁の背でたたいてひとまわり大きくのばす。合わせたAをからめ、15分ほどおく。玉ねぎは薄切りにする。
2 フッ素樹脂加工のフライパンを中火で熱し、1の豚肉を漬けだれをぬぐって（漬けだれはとっておく）並べ、玉ねぎをのせる。赤ワインをふってふたをし、蒸し焼きにする。
3 肉の色が変わったら漬けだれを戻し入れて全体にからめ（汁けが少なければ水、顆粒コンソメ各少量を加える）、軽く煮つめる。器に盛り、イタリアンパセリをのせる。

こってりをかなえるコツ

ケチャップ＋ソースの濃厚なうまみに、ほんの少しのにんにくが効いています。蒸し焼きにすることでほどよく水分が保たれ、脂肪の少ないヒレ肉でもパサつきません。

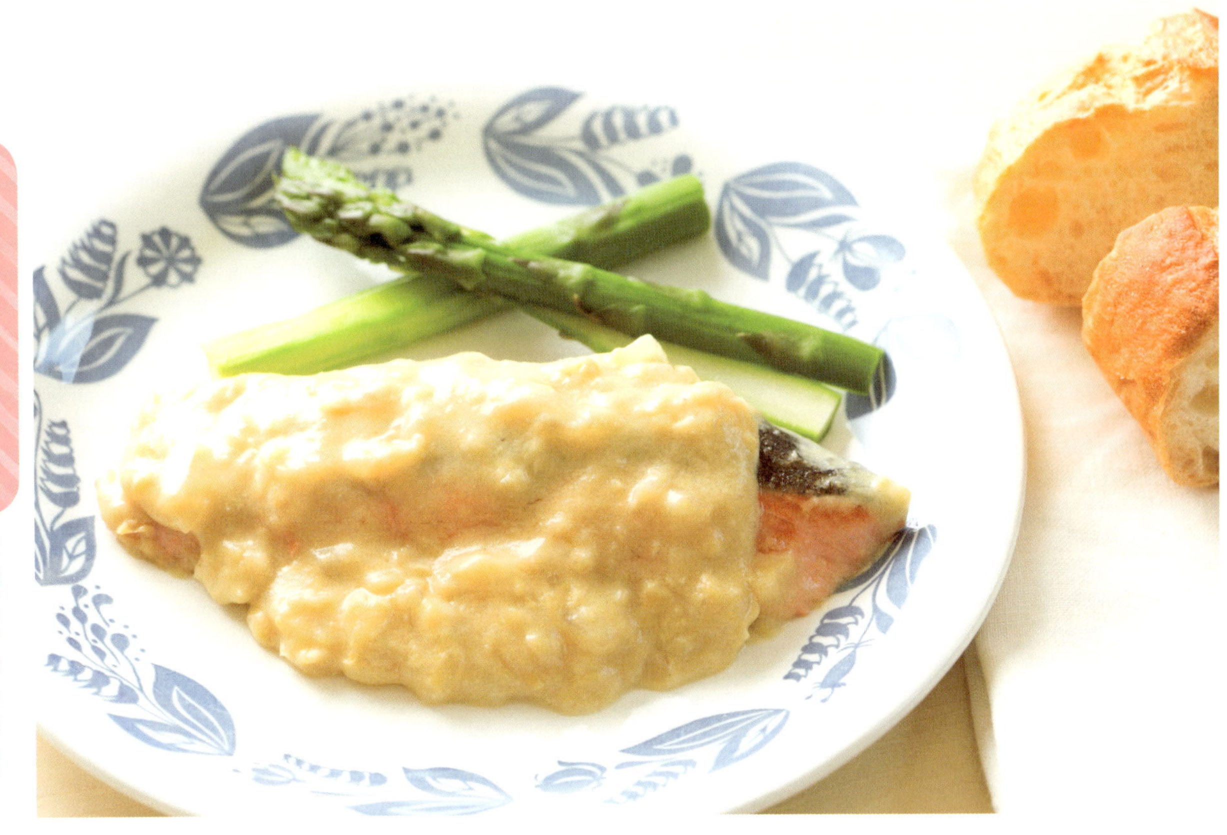

コーンのやさしい甘さがサケによく合います

サケのコーンクリーム煮

1人分 エネルギー293kcal 脂質8.1g 塩分2.0g

材料（1人分）

サケ	1切れ（100g）
塩	少量
玉ねぎ（みじん切り）	¼個（50g）
白ワイン	大さじ2
コーンクリーム缶	大さじ3
A 調製豆乳	½カップ
A 顆粒コンソメ	小さじ⅓
片栗粉	小さじ½
ゆでアスパラ（→P54参照・食べやすく切る）	30g

作り方

1. サケは塩をふって10分ほどおき、水けをふく。
2. フッ素樹脂加工のフライパンを中火で熱し、1を入れる。焼き色がついたら裏返し、コーンクリーム、玉ねぎをのせ、白ワインをふってふたをし、蒸し焼きにする。
3. Aを加えて煮立て、水大さじ1で溶いた片栗粉でとろみをつける。器に盛り、アスパラを添える。

こってりをかなえるコツ

とろみをつけたコーンクリームソースがサケによくからみ、満足感アップ。ソースの具となる玉ねぎの水分も利用して、しっとりと蒸し焼きにします。

Point

牛乳よりも消化のいい豆乳を使っています。加熱する料理には、分離しにくい調製豆乳を使うのがおすすめ。

“さくさく”がうれしい

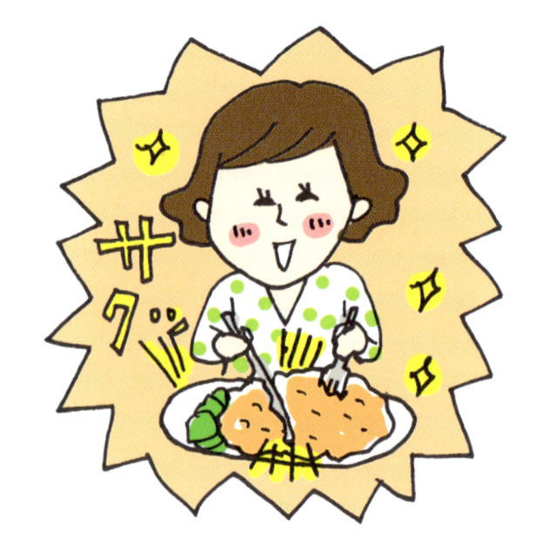

脂質や食物繊維を減らしたいと思うと、
どうしても同じような食感になりがち。
パン粉や春巻きの皮などを上手に使い、香ばしさや
食感をプラス、もの足りなさをカバーしましょう。

揚げなくても大満足!　丸める手間も省けます

皿焼きクリームコロッケ

1人分　エネルギー434kcal　脂質12.1g　塩分3.2g

材料（1人分）

エビ	5尾（75g）
玉ねぎ	¼個（50g）
マッシュルーム	2個（30g）
グリーンアスパラ	2本（60g）
塩	適量
白ワイン	大さじ3
顆粒コンソメ	小さじ¼
調製豆乳	1カップ
片栗粉	小さじ2
A 溶き卵	½個分
A 薄力粉	大さじ2
A 調製豆乳	大さじ1
パン粉	¼カップ

作り方

1 玉ねぎ、マッシュルームは薄切り、アスパラは根元のかたい部分の皮をむき、3cm長さの斜め切りにする。エビは殻と背わたをとって塩水で洗い、水けをとる。パン粉はフライパンでこんがり色づくまでからいりする。
2 鍋に玉ねぎを広げ、エビ、マッシュルーム、アスパラをのせる。塩少量、白ワイン、コンソメをふってふたをし、中火にかけて蒸し煮にする。
3 水分が出てきたら豆乳を加えて塩少量で味をととのえ、倍量の水で溶いた片栗粉でとろみをつける。耐熱容器に移して、冷ます。
4 Aを混ぜて3の表面に流し、1のパン粉をふり、オーブントースターでこんがりと焼く。

さくさくをかなえるコツ

パン粉をあらかじめからいりしておくことで、揚げもののようなさくさく感、香ばしさがつきます。少し多めに作っておくと、焼きコロッケのほか、パン粉焼き（→P26参照）にも重宝。

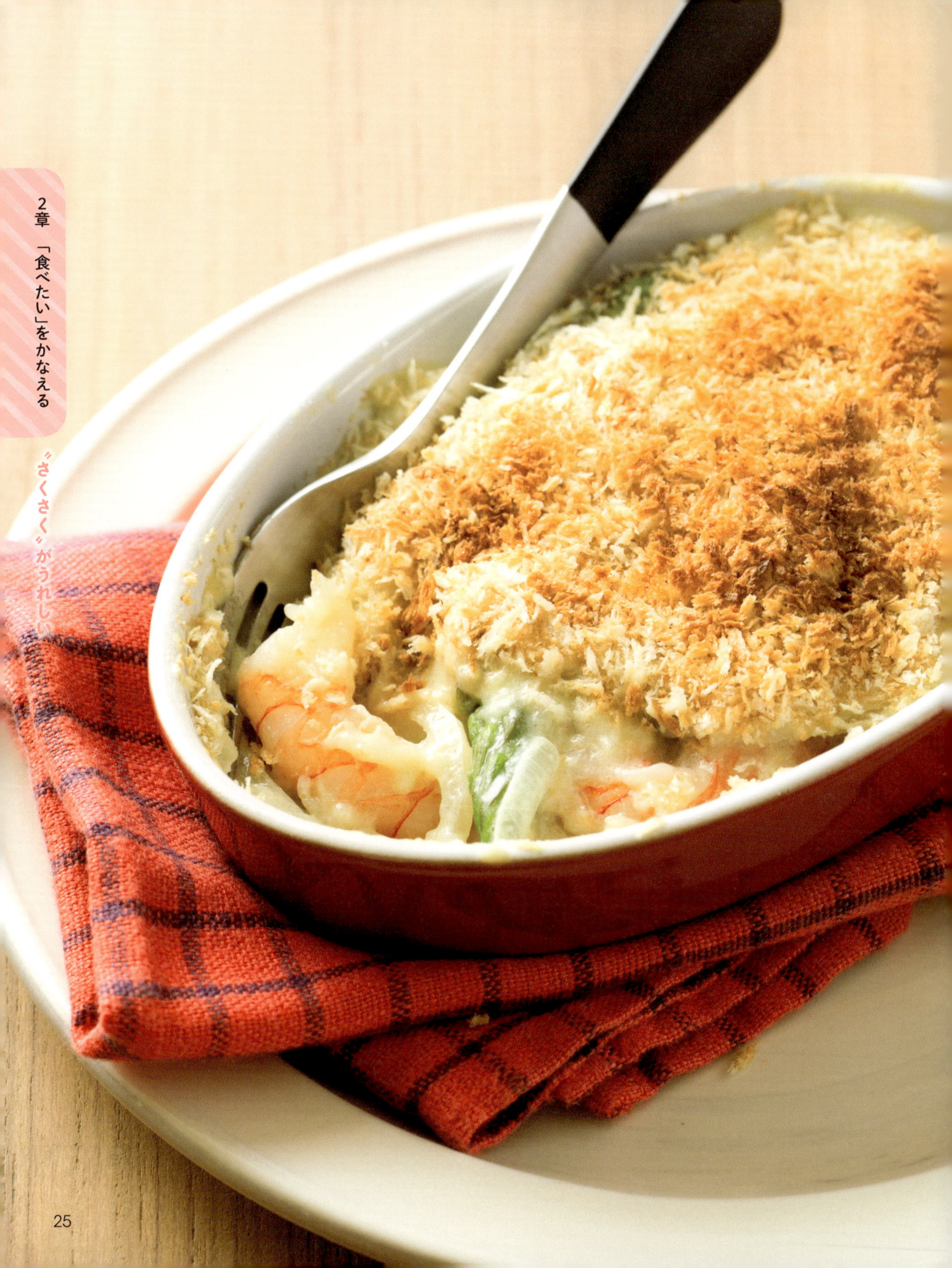
〝さくさく〟がうれしい

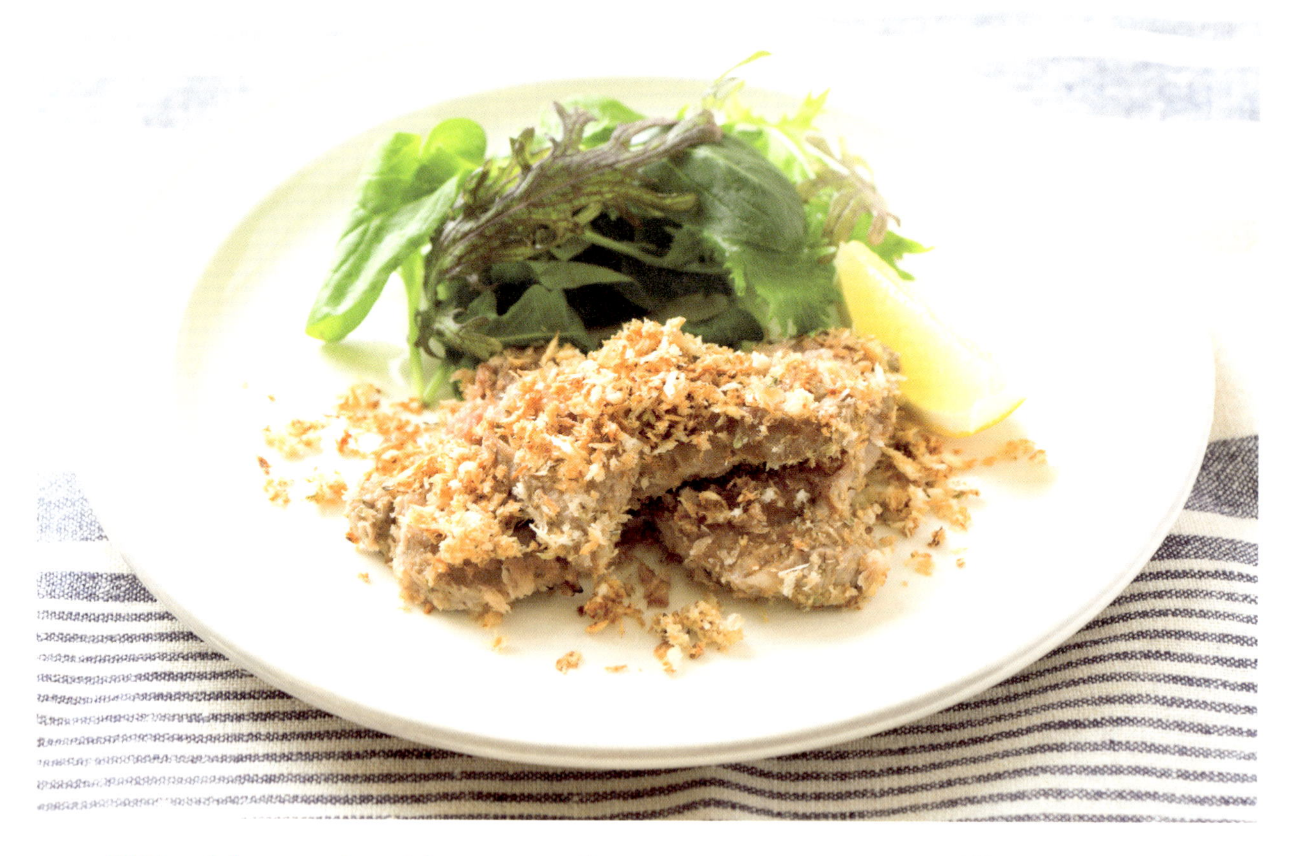

脂肪の少ないラム肉のボリュームおかず

ラムのパン粉焼き

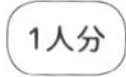

エネルギー216kcal　脂質10.6g　塩分1.8g

材料（1人分）

- ラム肉……80g
- 塩……小さじ¼
- こしょう……少量
- にんにく（薄切り）……少量
- A パン粉……⅓カップ
- A ドライオレガノ……小さじ⅓
- A ガーリックパウダー……ひとふり
- ベビーリーフ……適量
- レモン（くし形切り）……1切れ

作り方

1. ラム肉は7〜8㎜厚さに切り、包丁の背でたたいてやわらかくし、塩、こしょうをふる。Aのパン粉はフライパンでこんがり色づくまでからいりする。
2. フッ素樹脂加工のフライパンを中火で熱し、ラム肉とにんにくを焼く。焼き色がついたら裏返し、押しつけながら1分ほど焼く。
3. 合わせたAをふり入れ、ラム肉にパン粉を押しつけるようにして焼いて器に盛る。フライパンに残ったパン粉をさらにカリカリに炒めてふりかける。ベビーリーフとレモンを添える。

さくさくをかなえるコツ

からいりしたパン粉にオレガノとガーリックで香りをつけてラム肉にまぶし、アクセントに。油を使わない調理のもの足りなさを、香りと食感が補います。

Point

肉と一緒に焼いたにんにくは香りづけだけにして、食べるときに取り除くと安心です。

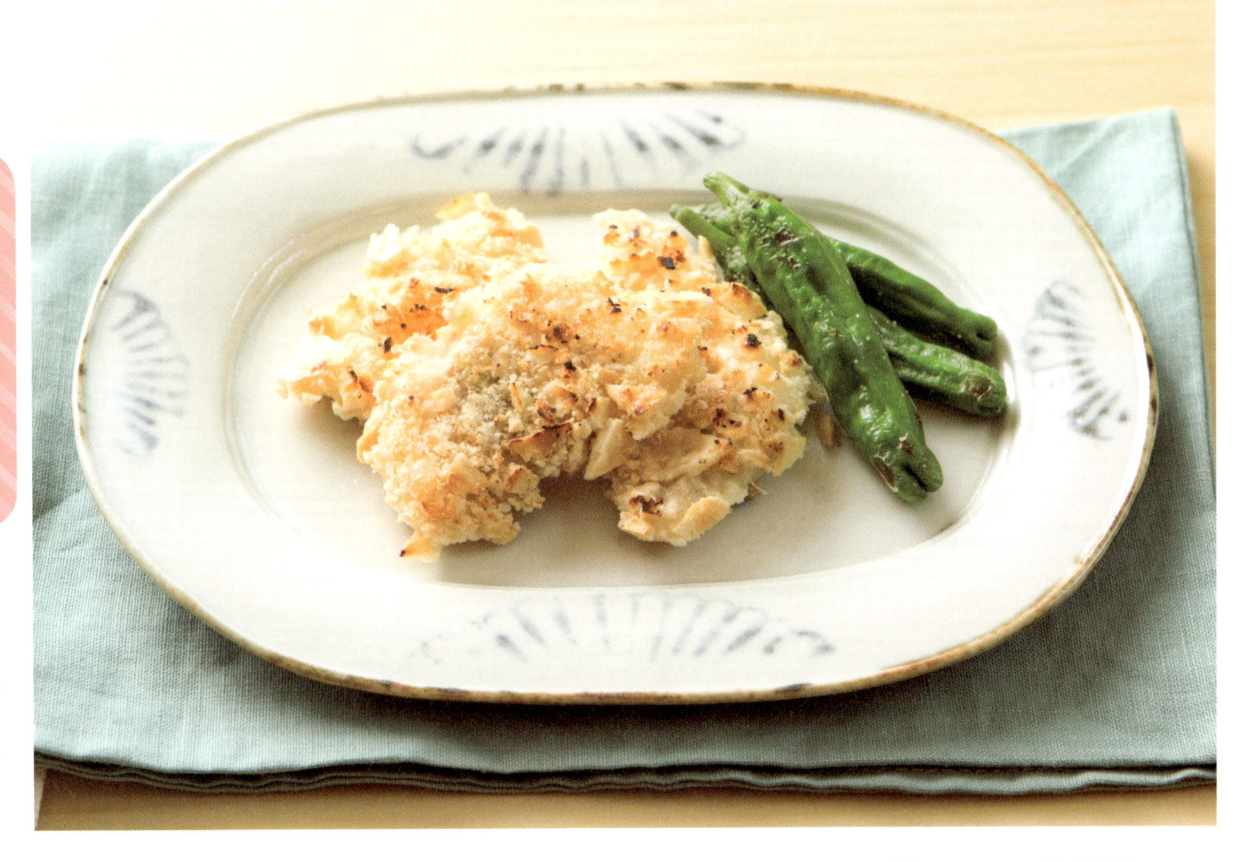

からしで下味をつけて、風味豊かに

白身魚のせんべいごろも焼き

1人分 エネルギー180kcal 脂質0.8g 塩分1.5g

材料（1人分）

白身魚（タラなど）	1切れ（100g）
塩	適量
酒	大さじ1
練りがらし	小さじ⅓
A 薄力粉、卵白	各大さじ1
A 水	少量
薄焼きせんべい（揚げていないもの・塩味）	2～3枚
ししとう	3本

作り方

1 白身魚は3等分に切り、塩少量、酒をふって10分ほどおいて水けをとり、からしを塗る。せんべいはポリ袋に入れ、めん棒などでたたいて細かくくだく。Aは合わせておく。

2 白身魚にAをからめ、せんべいをまぶす。

3 フッ素樹脂加工のフライパンを熱し、ししとうをこんがりと焼いて取り出し、塩少量をふる。続いてフライパンにオーブンシートを敷いて2を並べ、中火で両面をこんがりと焼く。器に盛り合わせる。

さくさくをかなえるコツ

カリカリのおせんべいをくだいてころもに。おせんべいは塩味のほか、しょうゆ味、青のり味、こしょう味などにすると、味わいに変化がつきます。時間がたつとさくさく感が弱まってしまうので、ぜひできたてを食べてください。

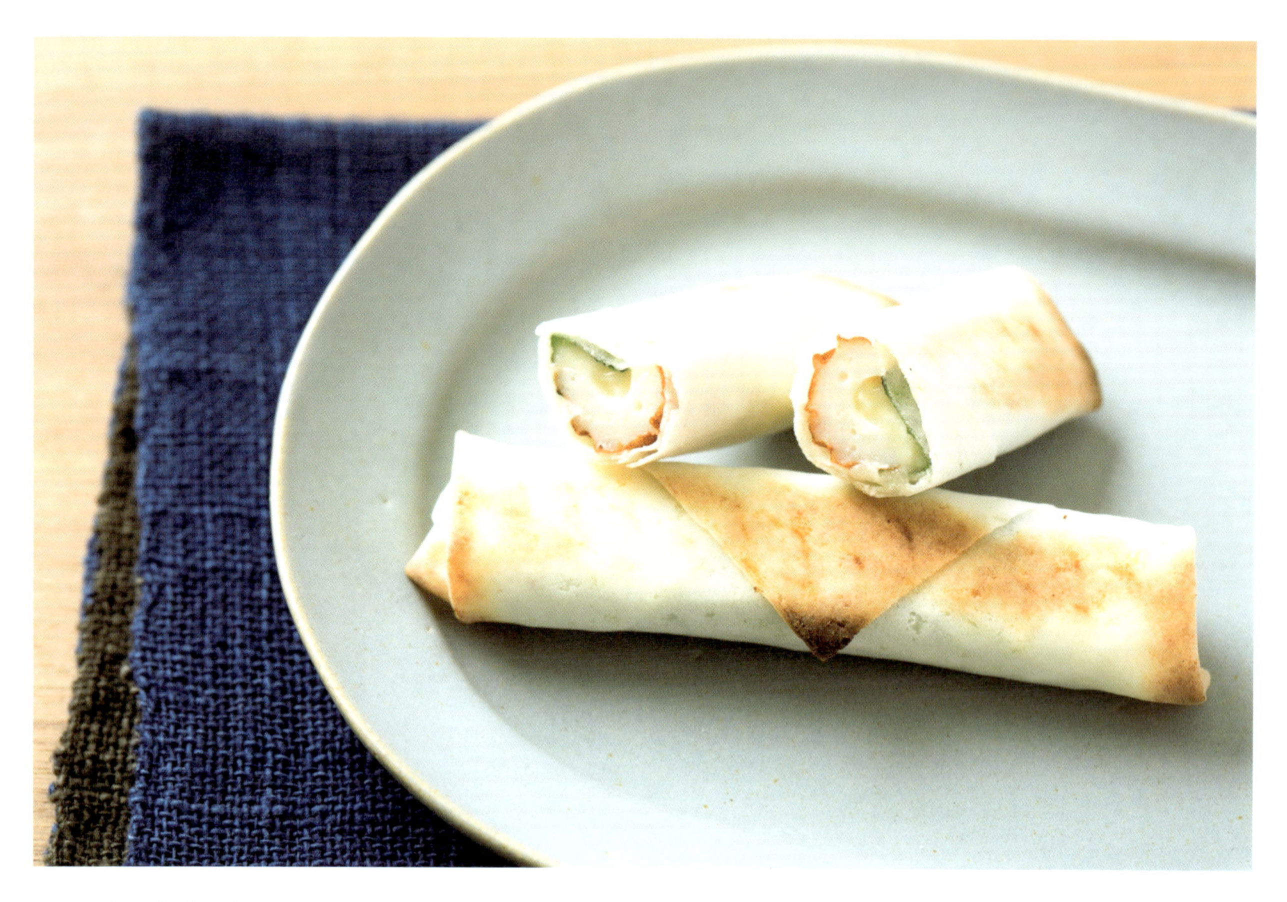

揚げずに焼いたあっさり春巻き

ちくわとチーズの焼き春巻き

1人分 エネルギー150kcal 脂質7.0g 塩分1.2g

材料（1人分）

ちくわ……1本（20g）
低脂肪スライスチーズ……1枚
青じそ……1枚
低脂肪マヨネーズ……小さじ2
春巻きの皮（小・約14cm角）……2枚

作り方

1 ちくわは縦半分に切る。チーズ、青じそも半分に切る。
2 ちくわのくぼみにマヨネーズ、チーズ、青じそを順にのせ、春巻きの皮で包む。
3 オーブントースターの天板に2の巻き終わりを下にして並べ、こんがり焼き色がつくまで焼く。

さくさくをかなえるコツ

具に水分が少ないものを選ぶと、冷めてもカリッとおいしく食べられます。オーブンシートを敷いたフライパンで焼いてもOK。お弁当のおかずにもぴったりの一品です。

point
青じそのかわりに、半分に切った焼きのり¼枚分をのせるのもおすすめ。体調がいいときは、皮で巻いたあと、表面にはけでオリーブオイル少量を塗って焼くと、より満足度がアップします。

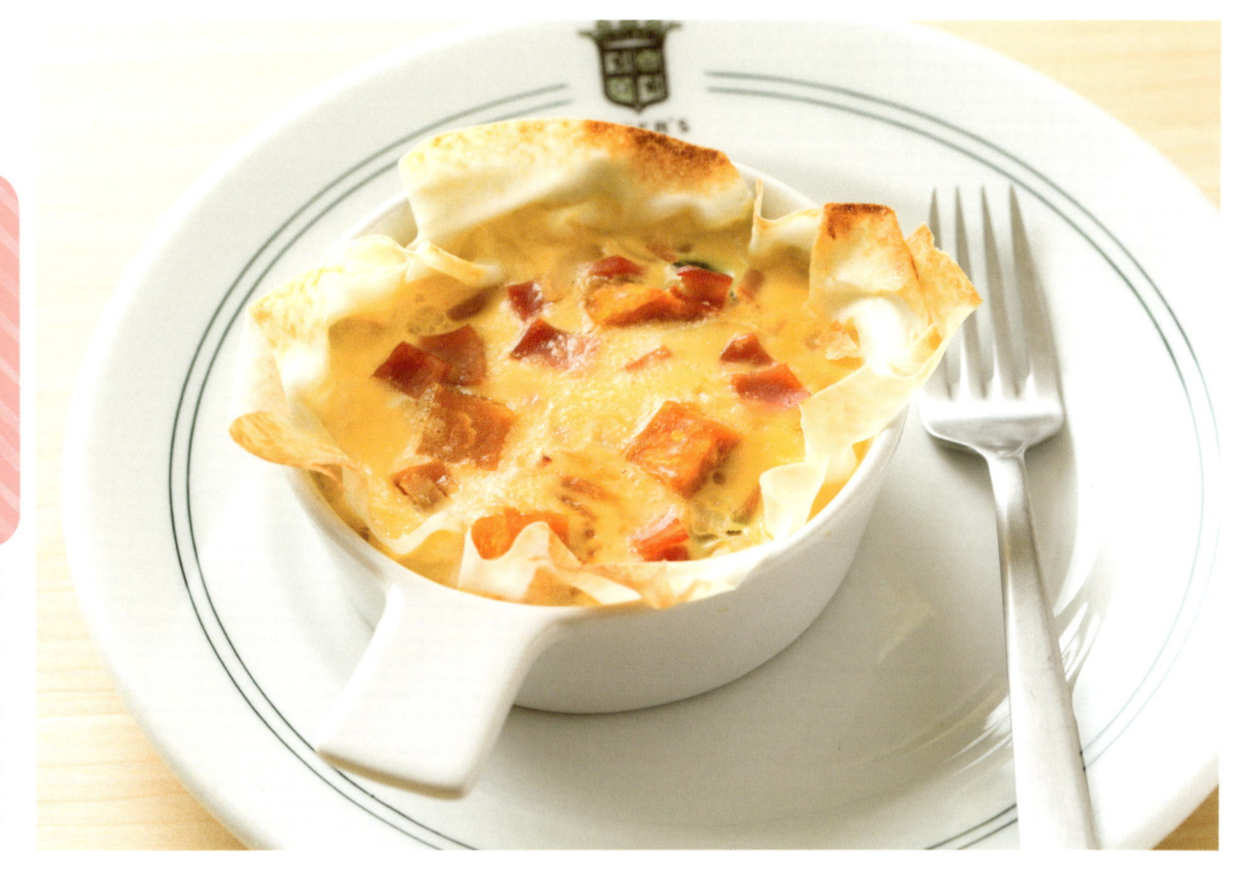

好みのゆで野菜で作ってもおいしい

かぼちゃのキッシュ

1人分 エネルギー235kcal 脂質8.6g 塩分1.4g

材料（直径11cmほどの耐熱の器1個分）

- かぼちゃ……50g
- じゃがいも……20g
- 玉ねぎ……1/6個（35g）
- ももハム……1枚（10g）
- A 水……大さじ2
- A 顆粒コンソメ……小さじ1/2
- B 卵……1個
- B 調整豆乳……1/4カップ
- B こしょう……少量
- B パルメザンチーズ……ひとふり
- 春巻きの皮（小・約14cm角）……1枚

作り方

1 かぼちゃは1.5cm角に切り、ラップに包んで電子レンジで2分ほど加熱する。じゃがいもは1.5cm角、玉ねぎは粗みじん切り、ハムは1cm角に切る。

2 玉ねぎ、ハム、じゃがいもをフライパンに入れてAをふり、ふたをして中火にかける。玉ねぎが透き通ってくるまで蒸し煮にし、粗熱をとる。

3 ボウルにBを合わせ、かぼちゃ、2を加えて混ぜる。耐熱の器に春巻きの皮を敷いて流し入れ、180℃のオーブンで20分ほど、中心に竹串を刺してみて、卵液がしみてこなくなるまで焼く（途中、こげてきたらアルミホイルをかぶせる）。

さくさくをかなえるコツ

人気のキッシュも、春巻きの皮を台にすれば、ノンオイルで簡単に作れます。器からはみ出した部分がさくさく、パリパリと香ばしく、アクセントになります。

“とろ〜り”がうれしい

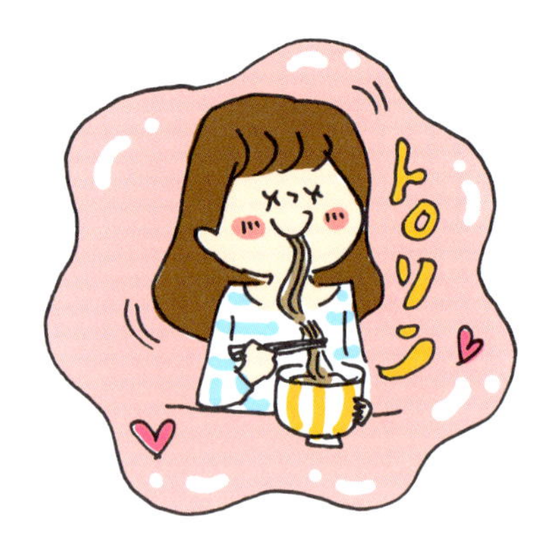

低脂質の料理のパサつき感をなくすには、
“とろみ”を上手に使うのがポイント。
食材に味がしっかりからむから、
食べごたえが出るというメリットもあります。

薄切り肉をコロコロに丸めて手軽にミートボール風

簡単ミートボールのトマトシチュー

1人分　エネルギー340kcal　脂質13.8g　塩分4.5g

材料（1人分）

- 豚ももしゃぶしゃぶ用肉……70g
- 塩、こしょう……各少量
- にんじん……⅓本（50g）
- 玉ねぎ……¼個（50g）
- 薄力粉……適量
- 水……1カップ
- 赤ワイン……大さじ2
- A
  - トマト缶（カット）……70mℓ
  - ドミグラスソース（缶詰）……¼カップ
  - 顆粒コンソメ……小さじ½
- B
  - 塩……小さじ⅓
  - こしょう、ドライオレガノ……各少量
- 米粉……小さじ2
- ゆでブロッコリー（→P54参照）……40g

作り方

1. 豚肉は塩、こしょうをふって10分ほどおき、薄く薄力粉をまぶして1枚ずつギュッと丸める。にんじんはひと口大に、玉ねぎはひと口大のくし形切りにする。
2. 鍋に分量の水を沸騰させ、1の豚肉とにんじんを入れ、3分ほどゆでたら豚肉を一度取り出す。
3. アクをとって玉ねぎを加え、弱火で15分ほど煮たら赤ワインを加え、再び煮立ったらAを加える。7〜8分煮て2の豚肉を戻し入れ、Bで味をととのえる。
4. 倍量の水で溶いた米粉でとろみをつけ、器に盛り、ブロッコリーを添える。

とろ〜りをかなえるコツ

とろみは水溶き米粉で。片栗粉よりもしっかりしたとろみがついて食べごたえがアップし、冷めてもとろみをキープできます。

Point
豚肉は脂肪の少ないもも肉をチョイス。ごく薄切りのしゃぶしゃぶ用に粉をまぶして丸めることで、しっとり、やわらかに仕上がり、食べごたえも出ます。

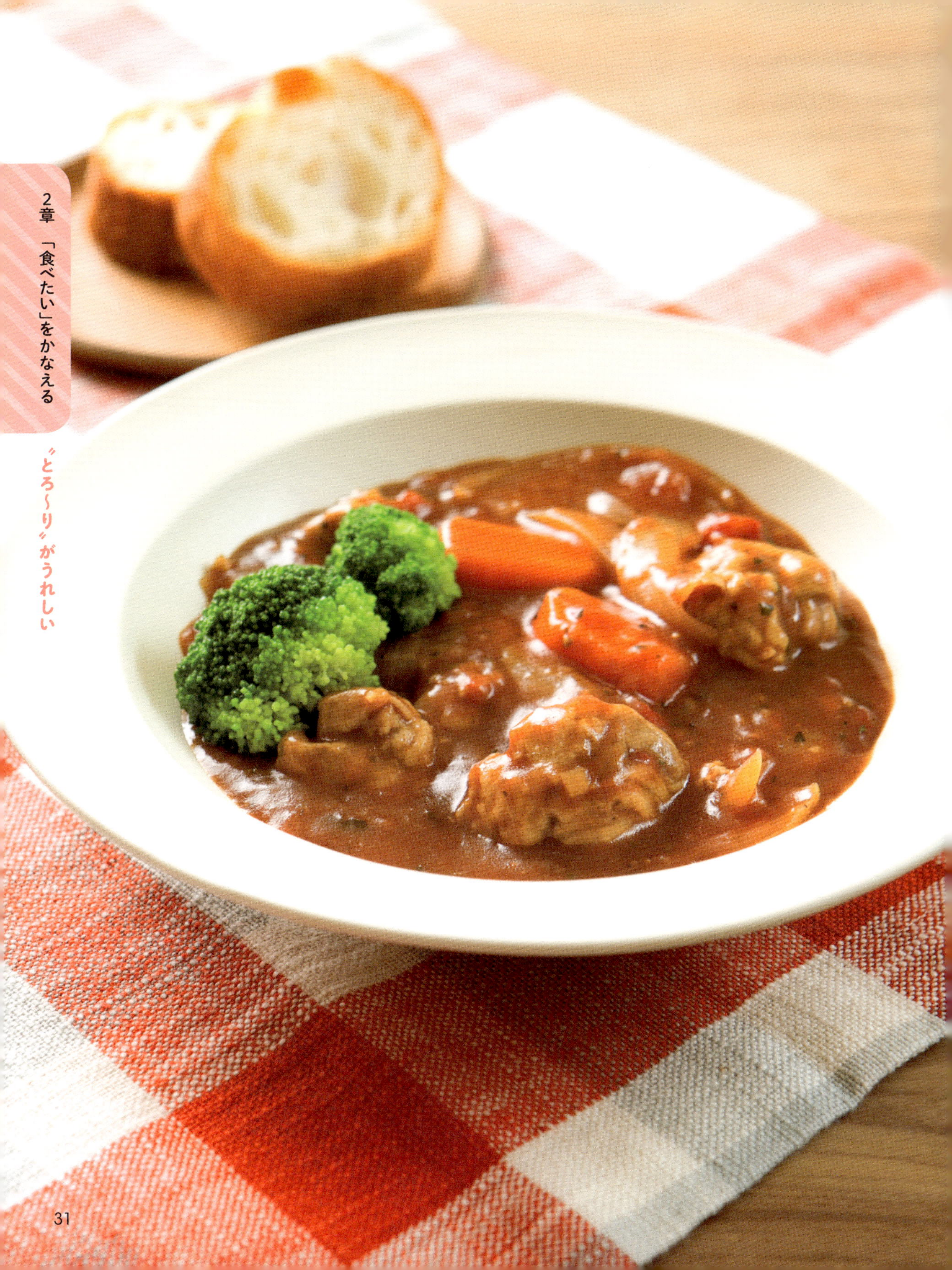

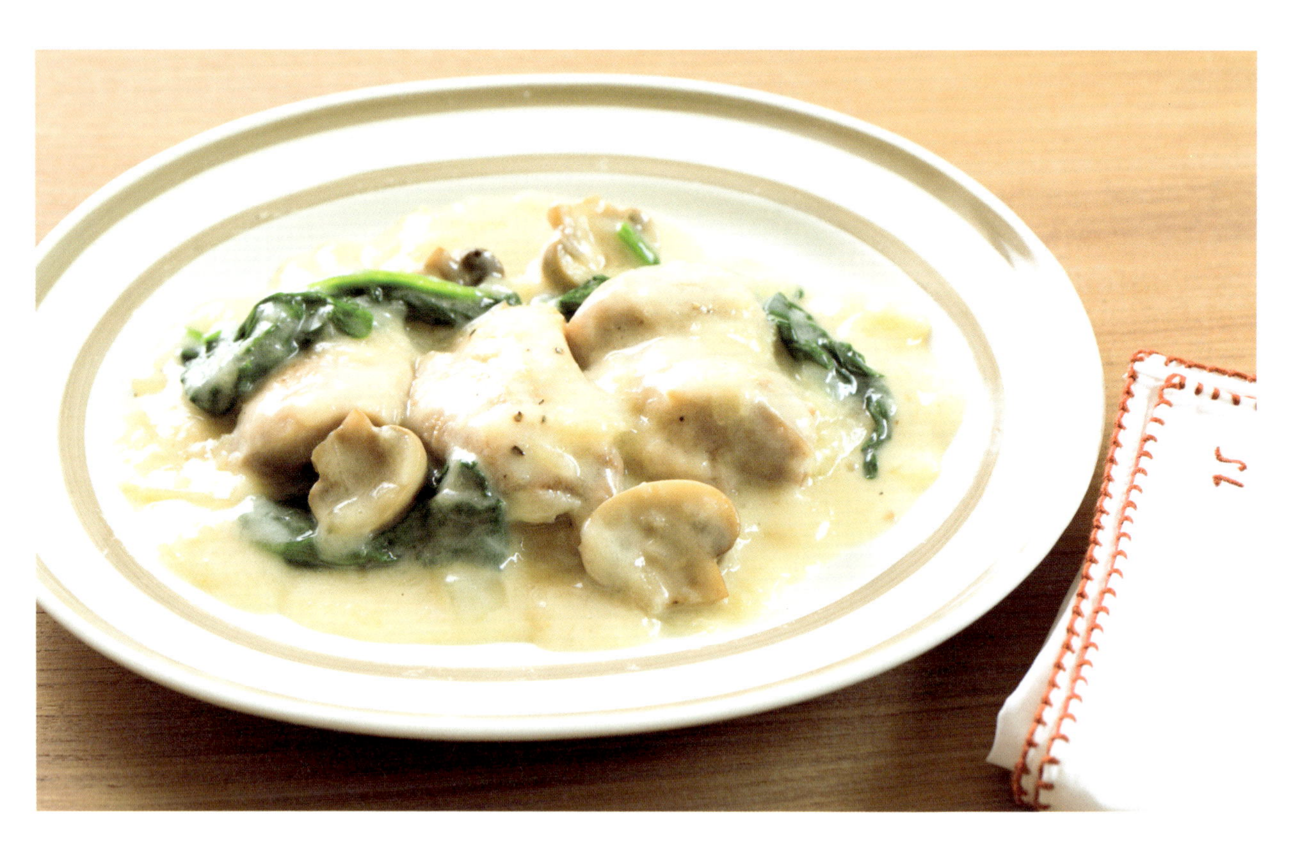

鶏肉においしいソースをたっぷりからめて

チキンのクリーム煮

1人分 エネルギー286kcal 脂質9.3g 塩分2.0g

材料（1人分）

鶏もも肉	½枚（100g）
玉ねぎ	¼個（50g）
マッシュルーム	3個（20g）
ほうれん草	½束（100g）
じゃがいも（男爵）	⅓個（50g）
白ワイン	大さじ1
A 水	¾カップ
A 顆粒コンソメ	小さじ½
調製豆乳	½カップ
塩、粗びき黒こしょう	各適量

作り方

1 鶏肉は皮を除いて3等分に切り、塩小さじ⅓、黒こしょう少量をすり込む。玉ねぎは鶏肉と同じ大きさに、マッシュルームは半分に切る。ほうれん草はさっとゆでて水にとり、水けをしぼって5cm長さに切る。じゃがいもは皮をむいて水につける。

2 フッ素樹脂加工のフライパンを中火で熱し、鶏肉の両面をこんがりと焼きつける。玉ねぎとマッシュルームを加えてさっと炒め、白ワインをふり、Aを加えて弱火で20分ほど煮る。

3 1のじゃがいもをすりおろしながら加えて5分ほど煮、とろりとしたら豆乳を加える。塩、黒こしょう各少量で味をととのえ、ほうれん草を加えてひと煮する。

とろ〜りをかなえるコツ

豆乳ベースのソースに、すりおろしたじゃがいもでとろみをつけて風味アップ。メークインよりも男爵のほうが、さらりとしたとろみがつきやすいのでおすすめです。

Point
きのこはうまみのもとになりますが、食物繊維が多いのがたまにきず。比較的繊維の少ないマッシュルームを使います。

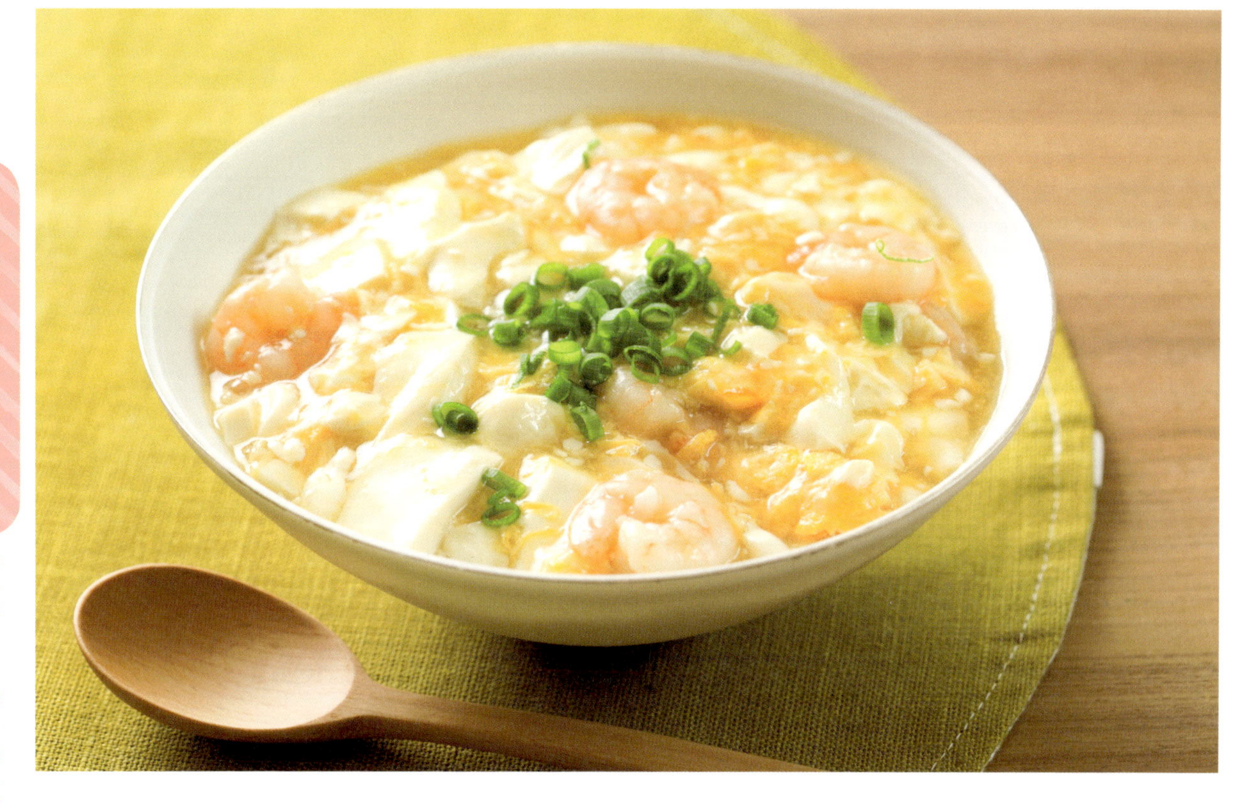

やさしい味わいのひと品。体も温まります

くずし豆腐のあんかけごはん

1人分 エネルギー503kcal 脂質9.4g 塩分4.2g

材料（1人分）

- 絹ごし豆腐……¼丁（100g）
- むきエビ……5尾（75g）
- 塩……少量
- 酒……小さじ2
- A めんつゆ（2倍濃縮）……大さじ2
- 　水……½カップ
- しょうがのしぼり汁……小さじ1
- 片栗粉……小さじ1
- 卵……1個
- ごはん……茶碗1杯分（150g）
- 万能ねぎ（小口切り）……少量

作り方

1 豆腐は大きく手で割る。むきエビは塩と酒をからめて5分ほどおく。
2 鍋にAを煮立ててエビを入れ、色が変わったら豆腐を加えて温める。
3 水大さじ1で溶いた片栗粉でとろみをつけ、溶きほぐした卵をまわし入れる。しょうが汁をふって少し煮立て、卵が半熟になったら火を止める。器に盛ったごはんにかけ、万能ねぎをのせる。

とろ～りをかなえるコツ

消化のいい豆腐をあん仕立てにして、どんぶりに。卵を加えることでさらにとろりと仕上がり、食べごたえも栄養価もアップします。

Point
作り方2で、長ねぎ3㎝をせん切りにしたものを加え、くたくたになるまで煮てもおいしい。

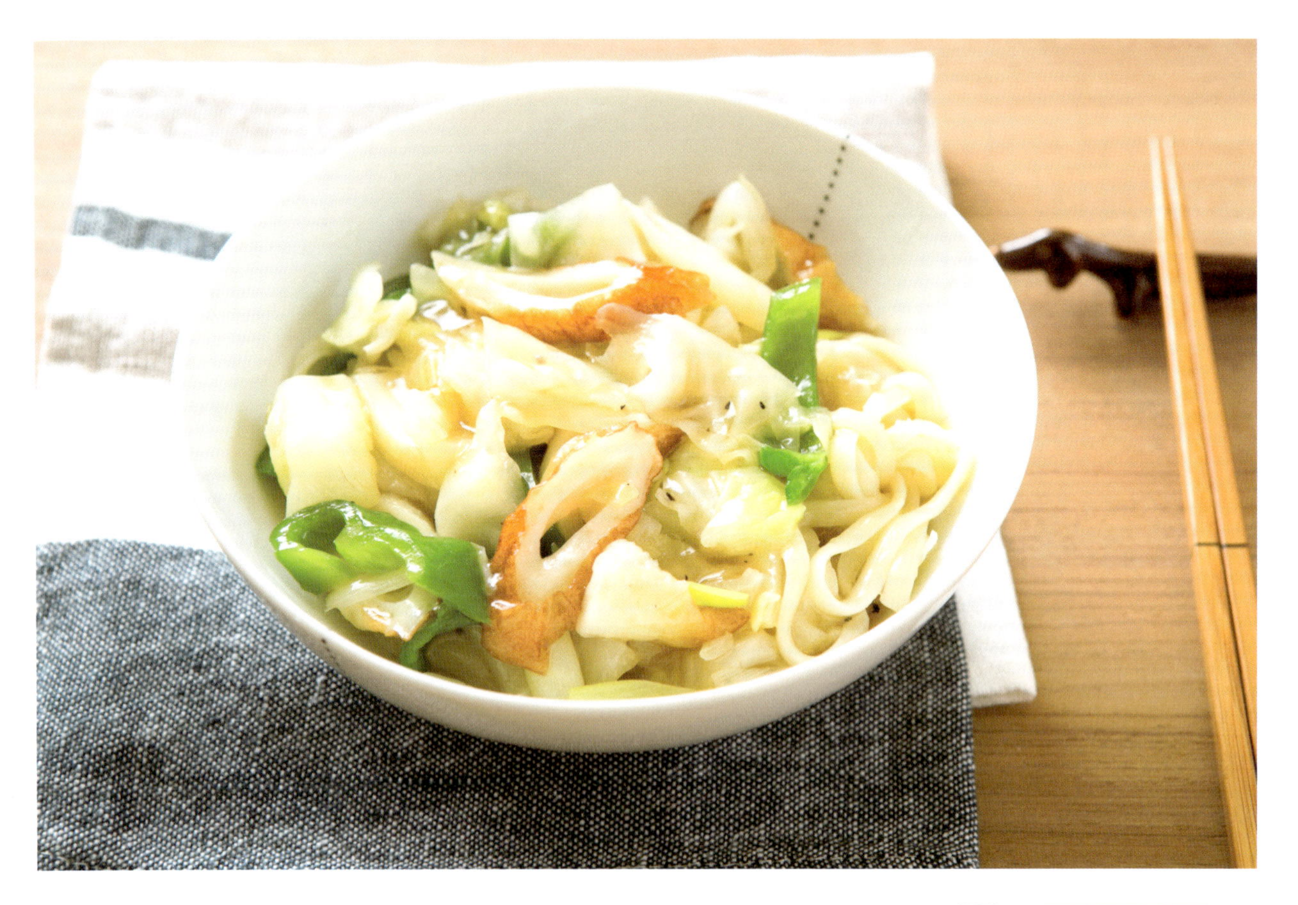

寒い日にもぴったり。蒸し煮で野菜の甘みを引き出します

中華あんかけうどん

1人分　エネルギー318kcal　脂質3.5g　塩分4.6g

材料（1人分）

ちくわ	1本（20g）
キャベツ	2枚（100g）
長ねぎ	5cm（15g）
ピーマン	½個（15g）
片栗粉	小さじ2
A　水	½カップ
中華スープの素	小さじ1
B　しょうゆ	大さじ½
塩、こしょう	各少量
冷凍うどん	1玉
しょうがのしぼり汁	少量
ごま油	小さじ½

作り方

1 ちくわ、長ねぎは5mm幅の斜め切りに、キャベツはざく切り、ピーマンは小さめの乱切りにする。

2 鍋にAを煮立て、ちくわと野菜を入れてふたをし、中火で蒸し煮にする。Bで調味し、水大さじ2で溶いた片栗粉でとろみをつけ、しょうが汁を加える。

3 うどんは表示通りに電子レンジで温め、器に盛り、2をかける。ごま油をふる。

とろ〜りをかなえるコツ

とろみのついたあんにすることで、うどんにしっかり味がからみます。細めのうどんならよりからみがよく、満足感がアップ。あんかけのほうが冷めにくいというポイントも。

Point

仕上げのごま油は香りづけ。体調がすぐれないときは、入れないでおきましょう。ちくわをかにかまやかまぼこにかえてもおいしい。

3章

おなかにやさしい 毎日の おかずと作りおき

毎日、食材や味つけに変化をつけながら、体にやさしく、おいしい料理を作り続けるのは至難の業。使える食材が限られるなら、なおさらです。比較的脂質の少ない魚料理を中心に、あると便利な作りおきや、同じ食材でも飽きずに食べられるたれ＆ソース、主菜と副菜が一度に完成するラクチンレシピなどを覚えておくと役立ちます。安心して食べられるデザートは、ちょっとしたお楽しみにも。

食物繊維を控えると野菜が不足しがち。
アイデア満載、安心して食べられる
野菜たっぷりスープで栄養バランスを整えましょう。

体が温まる 安心スープ

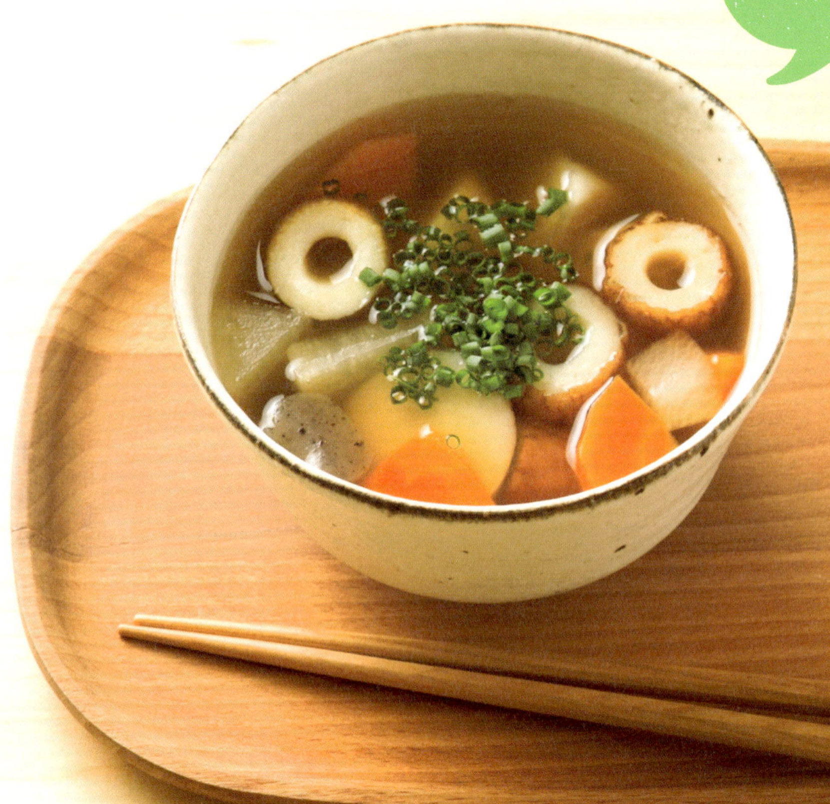

体も気持ちも温まる、ホッとする味わい

のっぺい汁

1人分 エネルギー87kcal 脂質0.3g 塩分4.4g

材料（2人分）

里いも	3個（150g）
にんじん	2cm（30g）
大根	3cm（75g）
こんにゃく	¼枚（45g）
ちくわ	1本（20g）
だし汁	3カップ
A 塩	小さじ1
A しょうゆ	小さじ2
片栗粉	小さじ1
万能ねぎ（小口切り）	少量

作り方

1 里いも、大根は5mm厚さ、にんじんは2～3mm厚さの半月切りにする。こんにゃくは厚めの短冊切り、ちくわは5mm厚さの輪切りにする。

2 鍋にだし汁と1を入れて煮立て、弱めの中火で20分ほど煮る。Aで味をととのえ、水大さじ3で溶いた片栗粉でとろみをつける。器に盛り、万能ねぎを散らす。

point
具だくさんで満足感のある汁もの。里いもでもとろみがつくので、仕上げの片栗粉は様子を見ながら加えてください。なめこを加えるのもおすすめ。その場合、なめこからとろみが出るので、片栗粉は入れなくてOKです。

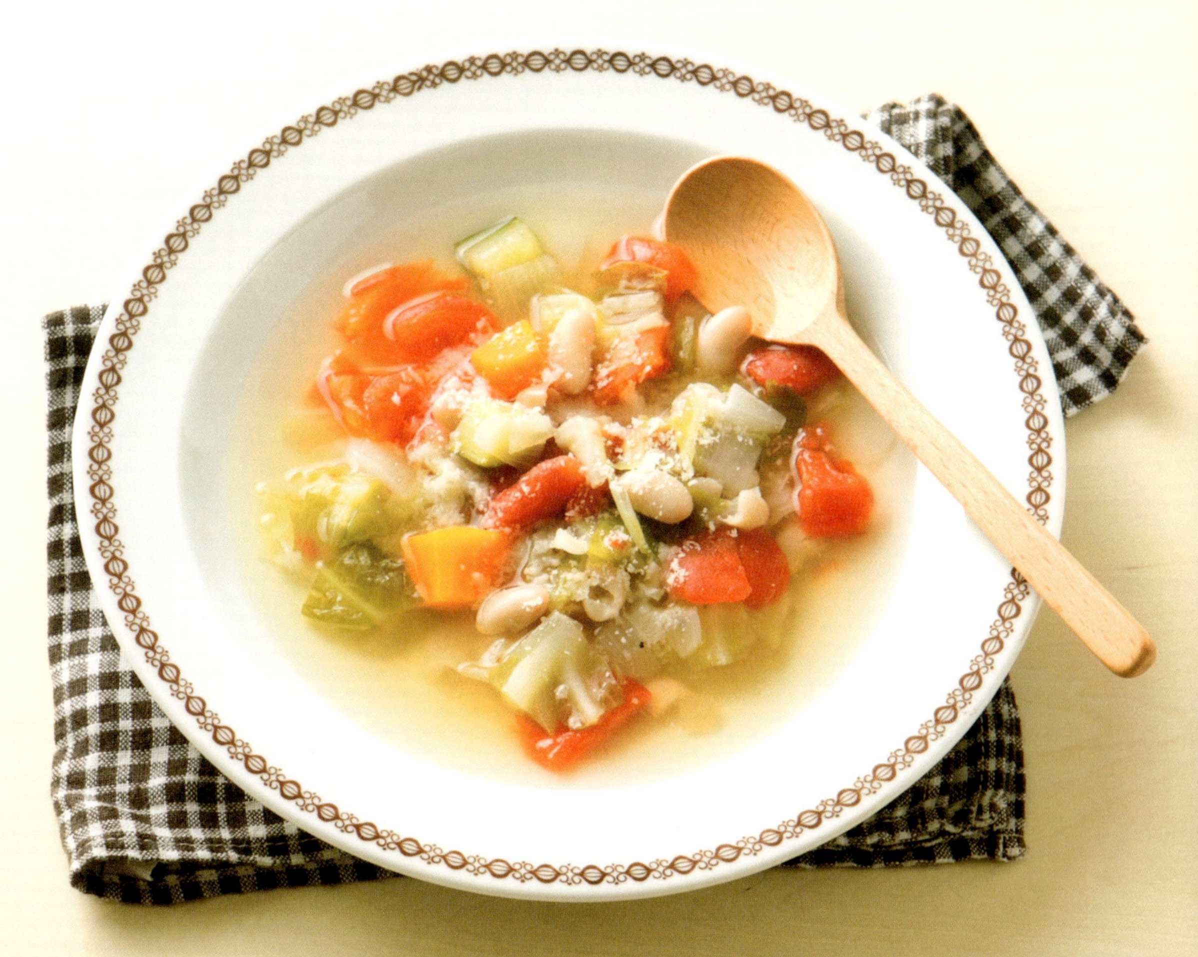

白いんげん豆の缶汁も加えてうまみたっぷり

具だくさんのトマトスープ

1人分　エネルギー112kcal　脂質0.9g　塩分2.6g

材料（2人分）

- トマト……2個（200g）
- キャベツ……1/6個（140g）
- ズッキーニ……1/3本（50g）
- にんじん……1/3本（50g）
- 玉ねぎ……1/2個（100g）
- 白いんげん豆（水煮缶）……1/2缶（50g・汁ごと）
- A
  - 水……3カップ
  - 顆粒コンソメ……小さじ1
  - 塩……小さじ1/2
  - ローリエ……1枚
  - にんにく（つぶす）……1/2片
- しょうゆ……小さじ1/3
- パルメザンチーズ……少量

作り方

1. トマトは皮を湯むきし、種を除いて2～3cm角に切る。ほかの野菜は2cm角に切る。
2. 鍋にトマト以外の1の野菜とA、白いんげん豆を入れて煮立て、弱めの中火で30分ほど煮る。
3. トマトを加えてさらに3分ほど煮、しょうゆを加える。器に盛り、チーズをふる。

Point
野菜を刻んでくたくたに煮込むスープなら、消化もよく安心していただけます。野菜の甘みもぐっと引き出されます。白いんげん豆のかわりに、枝豆を加えても。できたてでも、冷やしてもおいしい。

かぼちゃ＋豆乳のやさしい甘みが広がります

かぼちゃのポタージュ

1人分　エネルギー174kcal　脂質4.0g　塩分2.0g

材料（2人分）

- かぼちゃ……正味150g
- 玉ねぎ……½個（100g）
- 冷やごはん……大さじ2
- A 水……1カップ
- 　顆粒コンソメ 小さじ1
- 調製豆乳……1カップ
- 塩……小さじ⅓
- こしょう……少量
- 万能ねぎ（小口切り）……少量

作り方

1 かぼちゃは皮をむいてひと口大に切る。玉ねぎは薄切りにする。
2 鍋にA、1、ごはんを入れて煮立て、弱火で20分ほど煮る。ミキサーにかけてなめらかにする。
3 鍋に戻し、豆乳を加えて温め、塩、こしょうで味をととのえる。器に盛り、万能ねぎを散らす。

point 冷やごはんを加えることで、ほどよいとろみが出ます。食べごたえもアップ。温めるときもぐらぐら煮立たせないようにすると、なめらかさがキープできます。また、作り方2の豆乳を混ぜる前の状態なら冷凍保存が可能。多めに作って小分けにし、冷凍しておくと便利です。

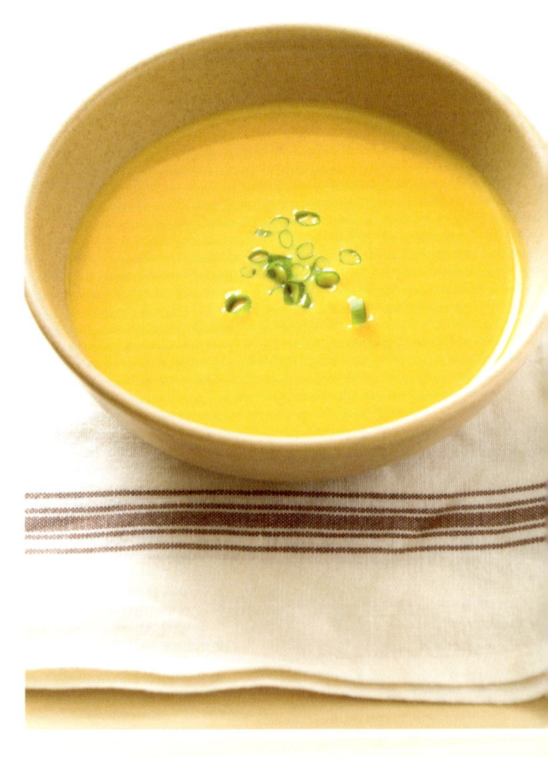

ザーサイの風味が効いています

中華風卵とじスープ

1人分　エネルギー120kcal　脂質6.2g　塩分3.1g

材料（2人分）

- にんじん……2cm（30g）
- チンゲン菜……2枚
- ももハム……2枚（20g）
- 味つけザーサイ……10g
- 卵……2個
- にんにく（薄切り）……2枚
- A 水……3カップ
- 　中華スープの素……小さじ2
- 片栗粉……小さじ2
- しょうゆ、塩……各少量

作り方

1 にんじん、チンゲン菜は横に細切りにする。ハムは細切りに、ザーサイは水洗いしてせん切りにする。
2 鍋にAとにんにく、にんじんを入れて中火にかけ、3分ほど煮たら、ハム、チンゲン菜、ザーサイを加えてひと煮し、しょうゆ、塩で味をととのえる。
3 水大さじ2で溶いた片栗粉でとろみをつけ、煮立ったら溶きほぐした卵を加え、大きくかき混ぜる。

point 脂肪の少ないももハムを使って味出しに。にんにくは香りづけなので、体調のすぐれないときはでき上がりに取り出してください。

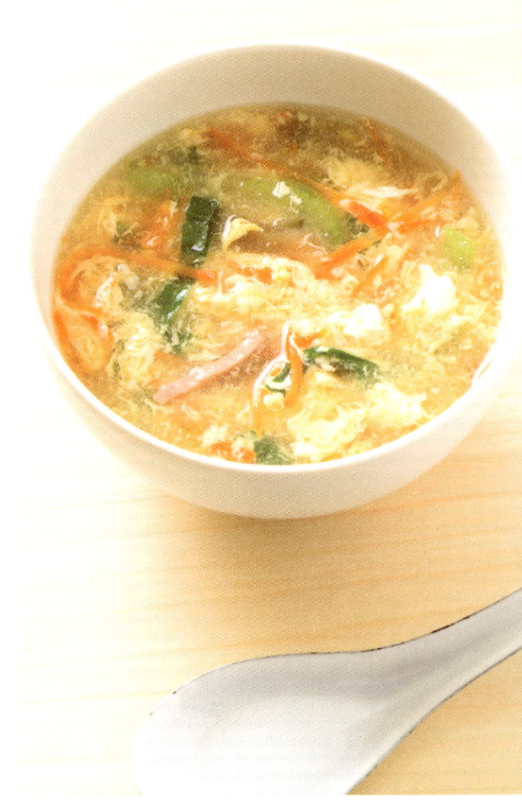

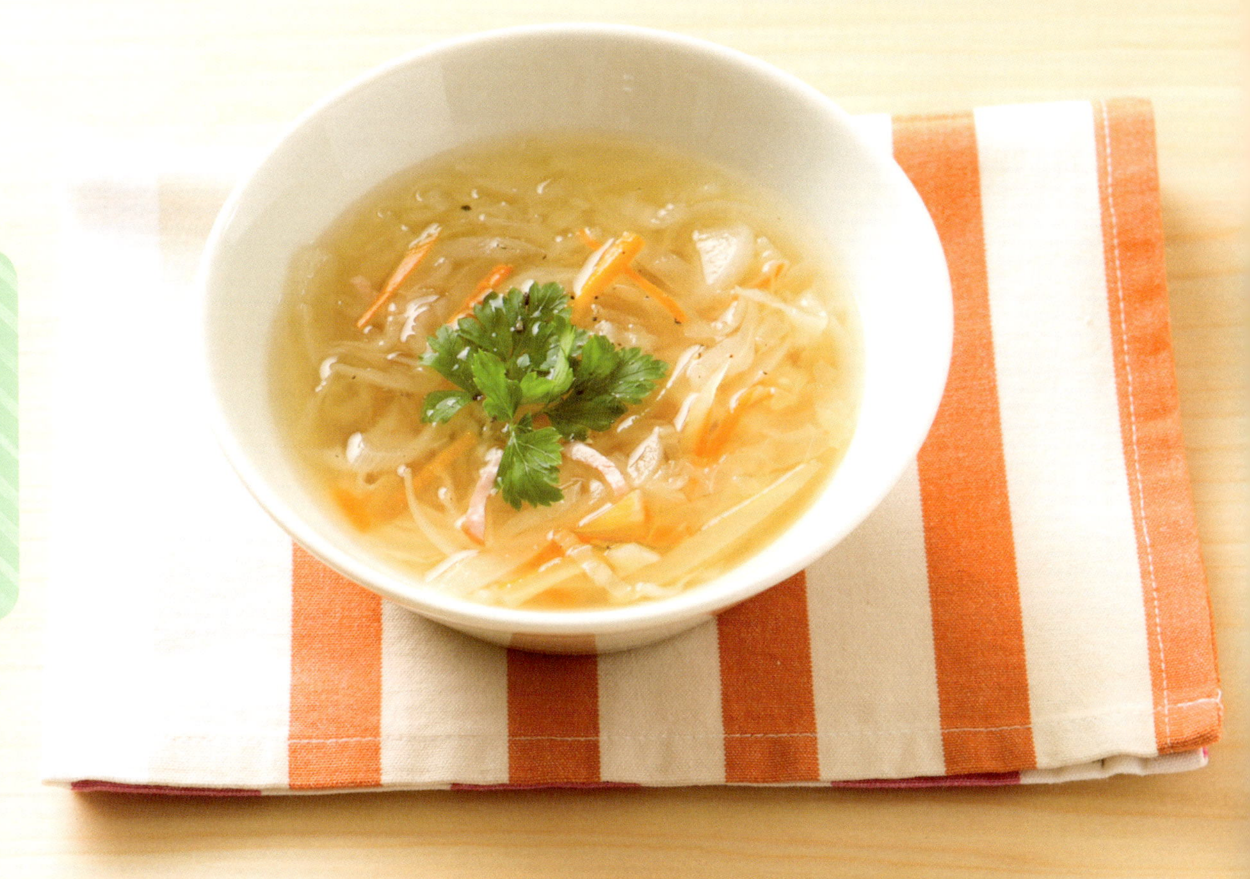

弱めの中火で、ぐらぐら煮立たせないのがポイント

せん切り野菜のスープ

1人分　エネルギー37kcal　脂質0.4g　塩分1.9g

材料（2人分）

キャベツ	⅙個（140g）
玉ねぎ	30g
にんじん	10g
セロリ	10g
ももハム	½枚（5g）
白ワイン	小さじ2
ローリエ	1枚
にんにく（薄切り）	1枚
A　水	3カップ
A　顆粒コンソメ	小さじ1
塩	小さじ⅓
こしょう	少量
イタリアンパセリ（飾り用）	少量

作り方

1 玉ねぎは横に薄切りに、ほかの野菜は横にせん切りにする。ハムはせん切りにする。
2 鍋にハムと玉ねぎ、ローリエ、にんにくを入れ、白ワインをふってふたをし、弱火にかける。しんなりするまで蒸し煮にしたら、残りの野菜を加える。
3 Aを加え、弱めの中火で15分ほど煮る。塩、こしょうで味をととのえ、器に盛り、パセリをのせる。

Point
野菜は繊維を断つように横に切ります。ふつふつするくらいの火加減でじっくり煮込むと、野菜がやわらかく食べやすくなり、甘みも引き出せます。

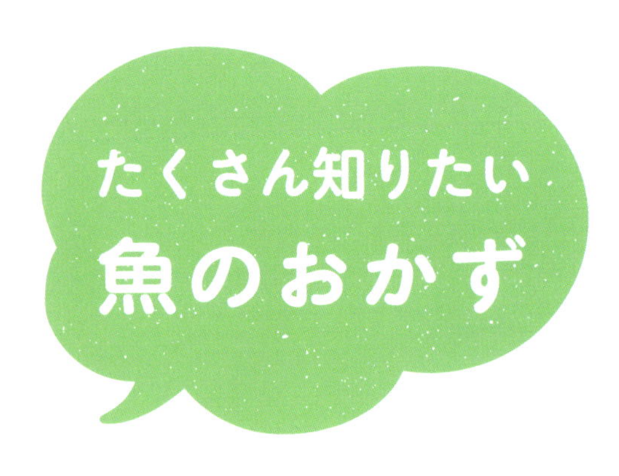

比較的低脂質で、炎症を抑える脂肪酸を含む魚料理。
切り身魚を使えば手間もかかりません。
和風、洋風と変化をつけて、
飽きずに食べられるよう工夫しましょう。

魚介のうまみが凝縮したごちそうおかず

アクアパッツァ

1人分　エネルギー232kcal　脂質9.7g　塩分1.8g

材料（作りやすい分量・2人分）

キンメダイ	2切れ（200g）
アサリ（殻つき）	10個
エビ	4尾（60g）
プチトマト	6個（60g）
黒オリーブ（種抜き・あれば）	2個
塩	適量
にんにく（つぶす）	½片
白ワイン	¼カップ
A 水	½カップ
A 顆粒コンソメ	小さじ⅓
バジル（飾り用）	少量
レモン（くし形切り）	2切れ

作り方

1 キンメダイは塩少量をふり、10分ほどおいて水けをとる。さらに少量の塩をふる。アサリは砂抜きをし、殻をこすり合わせて洗う。エビは殻つきのまま背側に切り込みを入れ、背わたをとる。オリーブは輪切りにする。
2 フッ素樹脂加工のフライパンを熱し、キンメダイの両面を中火でこんがりと焼く。にんにく、白ワインを加え、ふたをしてひと煮する。
3 アサリ、エビ、プチトマト、オリーブ、Aを加えてふたをし、強めの中火にする。アサリの口が開き、エビが赤くなったらふたをとり、煮汁をキンメダイにかけながら煮汁に軽くとろみがつくまで煮る。器に盛り、バジルとレモンを添える。

point
華やかで食欲をそそるひと皿。あさりは約3%濃度の塩水に2〜3時間つけて砂抜きをしてから調理しましょう。メインの魚はキンメダイのほか、タイの切り身や小さめのキンキなどの一尾魚でもおいしくできます。

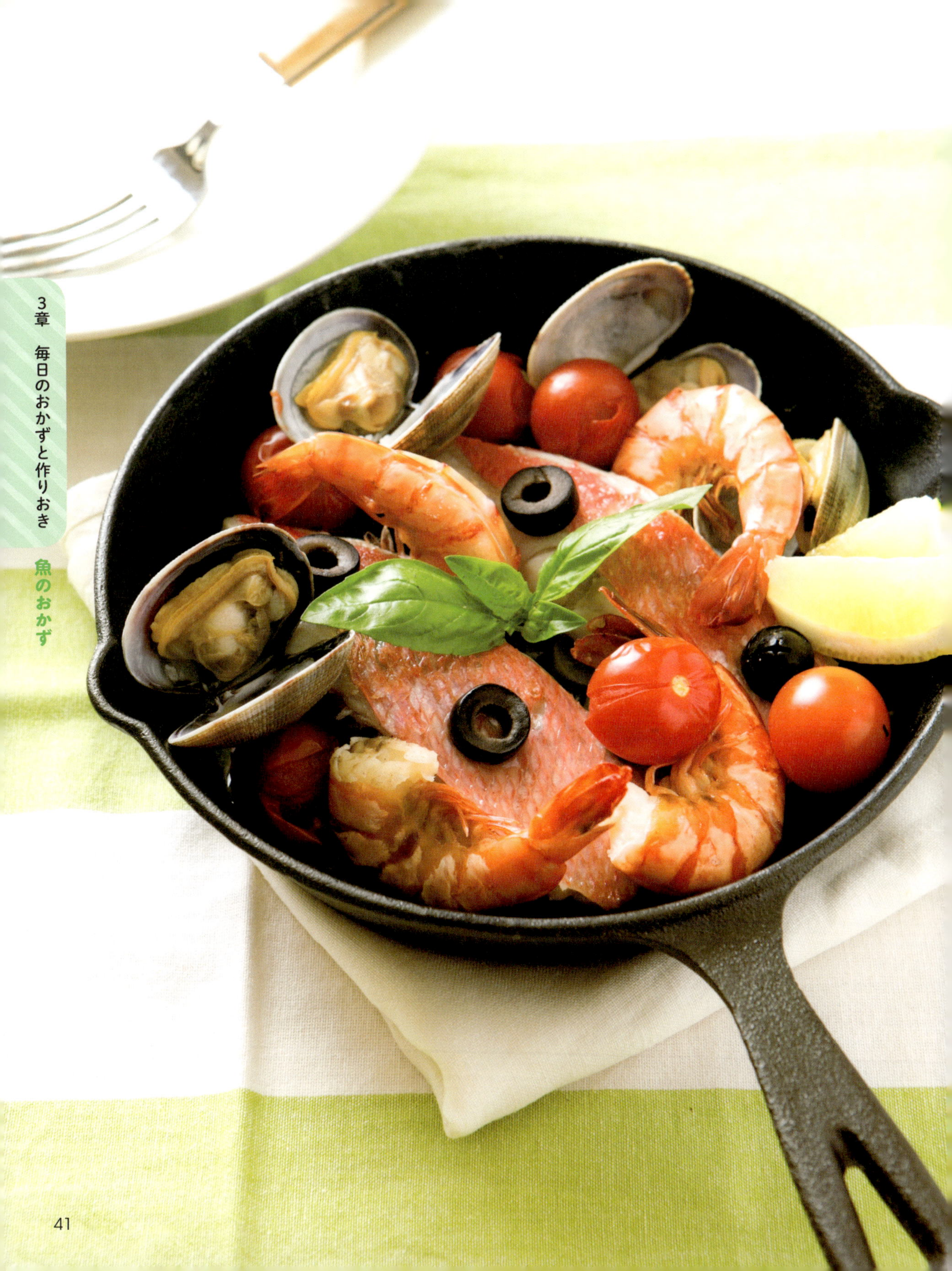

お弁当にもぴったりの定番和食

サケの照り焼き

1人分 エネルギー205kcal 脂質4.1g 塩分2.7g

材料（1人分）

- サケ……1切れ（100g）
- 長ねぎ……10cm（30g）
- しょうが（薄切り）……2枚
- 塩……少量
- A 砂糖、しょうゆ、みりん……各小さじ2

作り方

1. サケは塩をふって10分ほどおき、水けをとる。長ねぎは半分に切る。
2. フッ素樹脂加工のフライパンにサケとしょうが、長ねぎを入れて中火にかけ、サケの両面をこんがりと焼く。Aを加えてからめながら軽く煮つめる。

Point

たれを加えたら、軽くとろみがつくまで煮つめましょう。しっかり味がからんでしっとり感も増します。サワラやカジキで作るのもおすすめ。

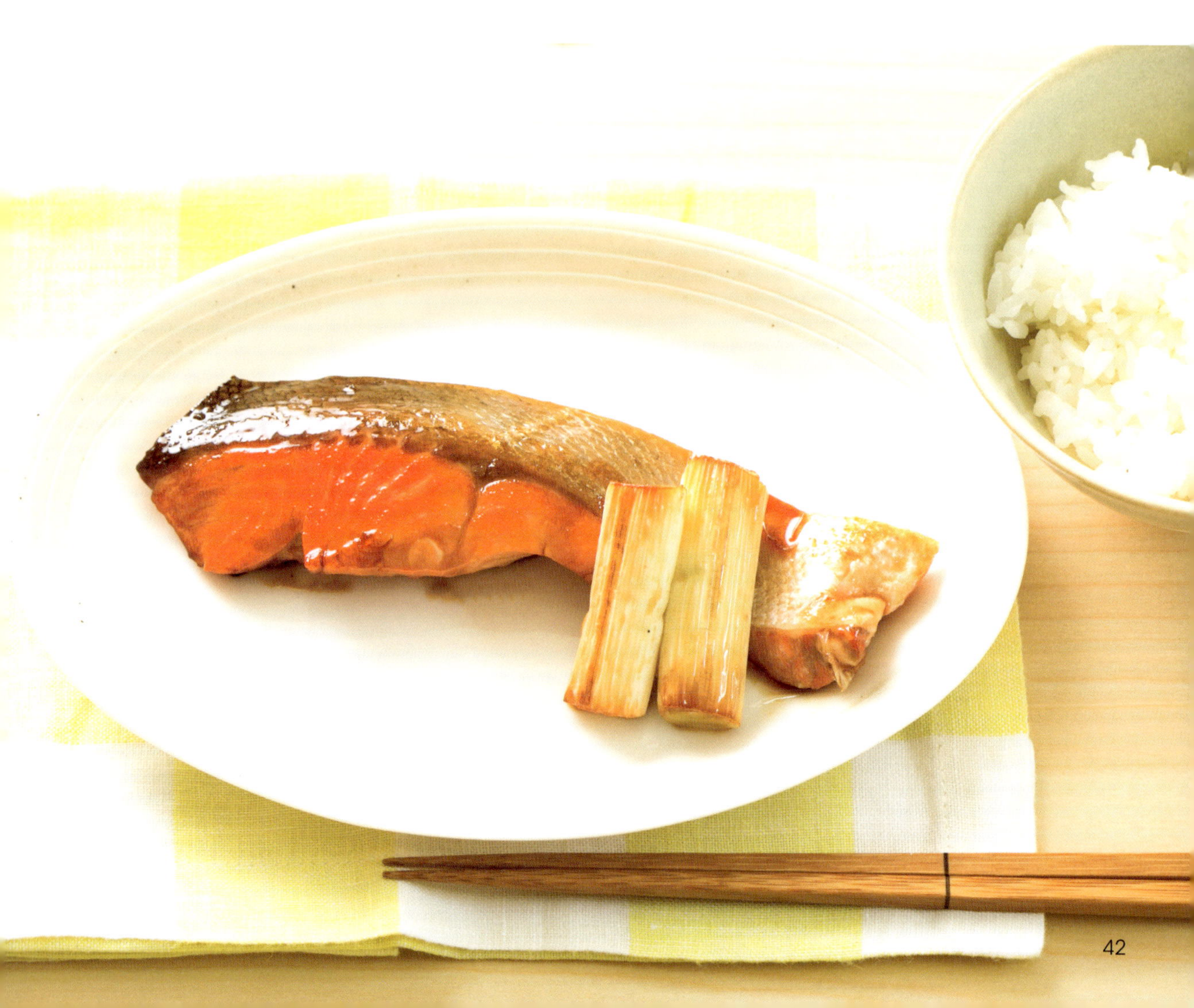

炊飯器で炊くから失敗なし。おかずいらずのひと皿

シーフードパエリア

1人分　エネルギー369kcal　脂質1.4g　塩分2.4g

材料（作りやすい分量・2人分）

エビ	4尾（60g）
ヤリイカ	1ぱい（80g）
アサリ（殻つき）	6～10個
玉ねぎ	¼個（50g）
プチトマト	4個（40g）
パプリカ（黄）	⅕個（30g）
米	1合
にんにく（つぶす）	⅓片
白ワイン	大さじ1
A 顆粒コンソメ	小さじ½
A 塩	小さじ⅓
A ターメリック	小さじ¼
A こしょう	少量

作り方

1. 米は洗い、ざるに上げて20～30分おく。玉ねぎはみじん切り、プチトマトは半分に、パプリカはひと口大に切る。
2. イカは足をはずしてワタを除き、胴は皮をむいて輪切りにする。足は食べやすく切る。エビは殻つきのまま背側に切り込みを入れ、背わたをとる。アサリは砂抜きをし、殻をこすり合わせて洗う。
3. 小鍋にアサリと白ワインを入れて中火にかけ、ふたをして蒸し煮にし、口が開いたら取り出す。蒸し汁はプチトマトと合わせ、水（分量外）を加えて1カップにする。
4. 炊飯器に米と3の汁、Aを入れて混ぜ、アサリ以外の具とにんにくをのせて炊く。アサリとともに器に盛る。

point
たっぷりの魚介のだしで、満足感のある味わいに。エビは殻ごと炊き込むことで、香りやうまみがごはんに移ってぐっと風味豊かになります。にんにくは、炊き上がったら取り除くと安心です。

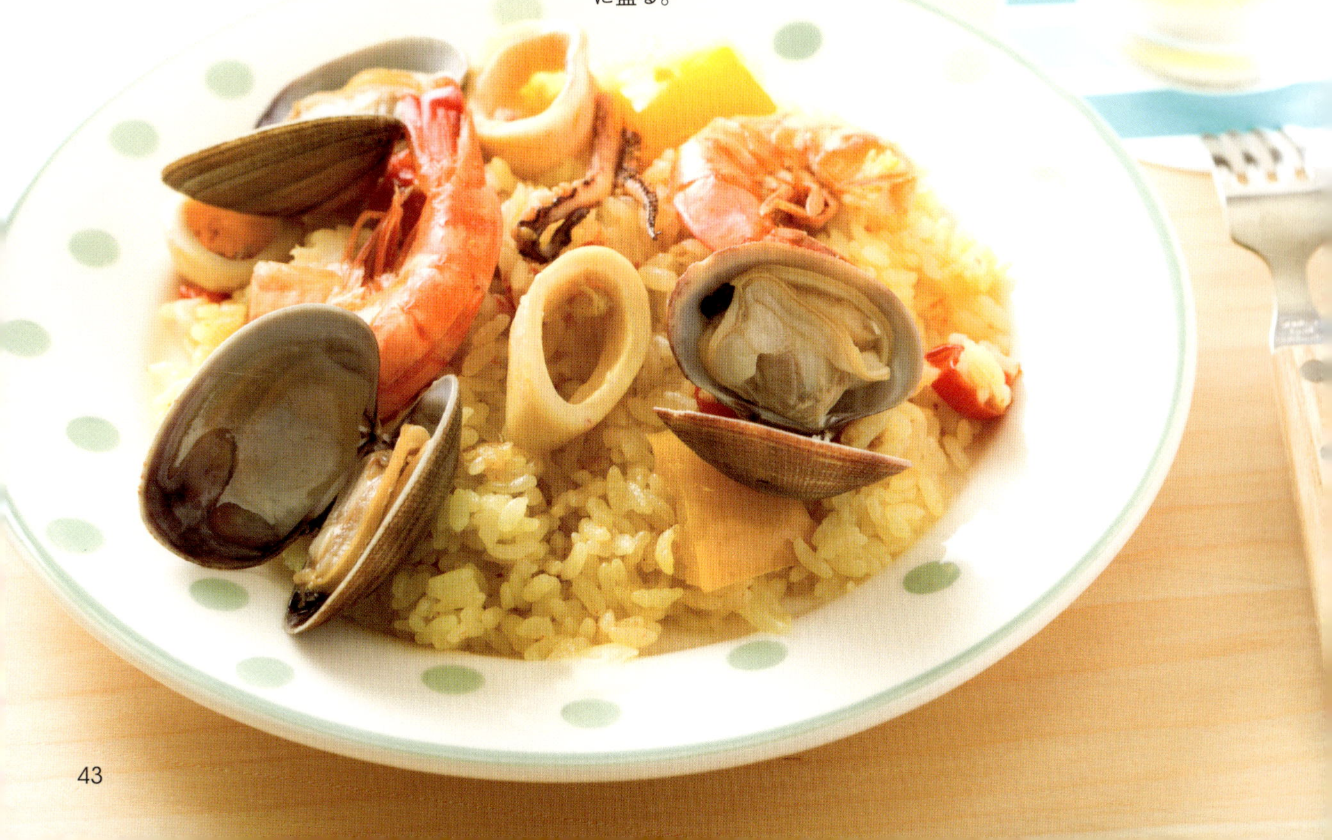

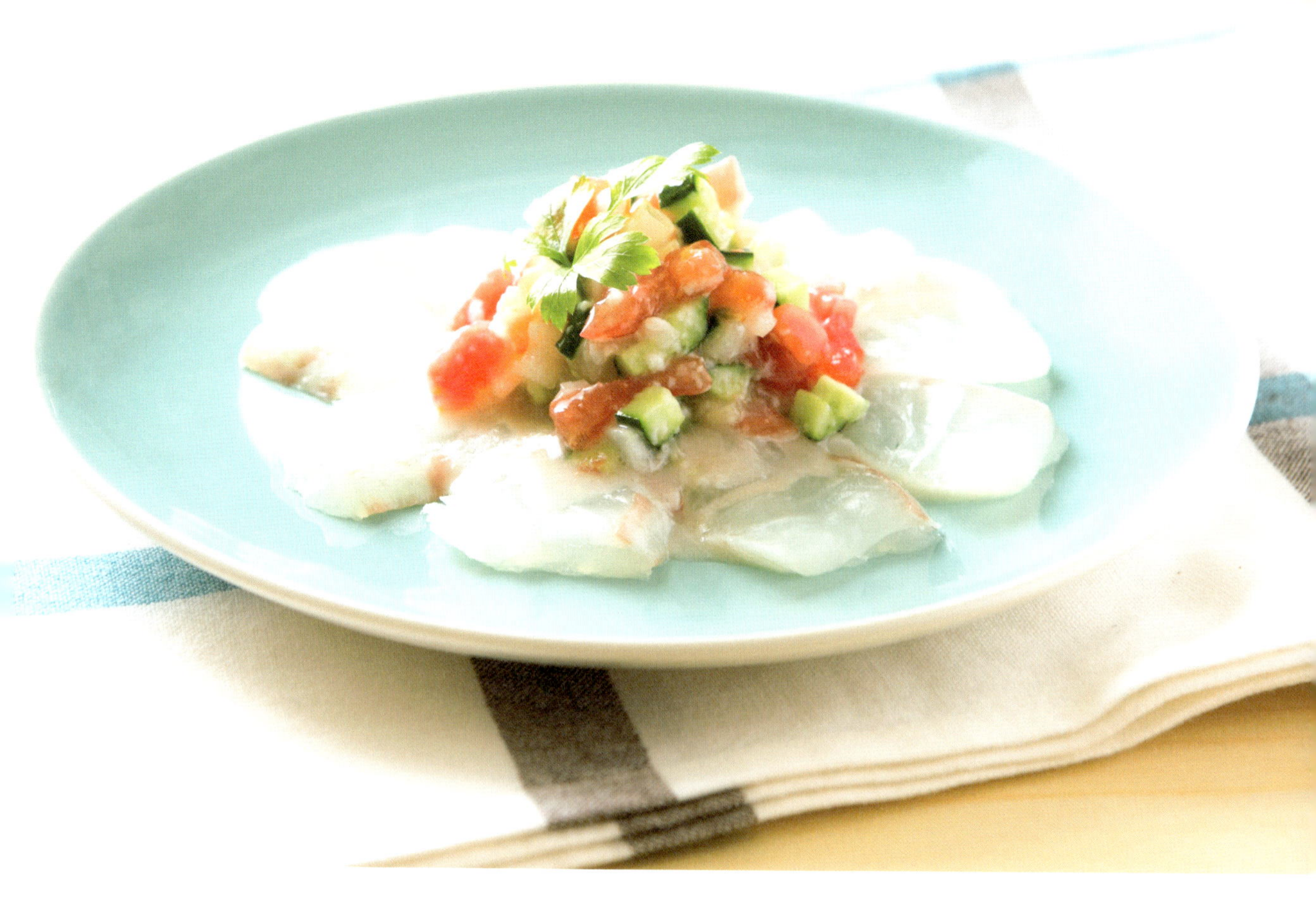

甘ずっぱい甘酒だれがよく合います

タイのカルパッチョ

1人分 エネルギー146kcal 脂質3.7g 塩分1.6g

材料（1人分）

タイ（刺身用）	60g
きゅうり	¼本（25g）
玉ねぎ	⅙個（35g）
トマト	⅓個（35g）
セロリ	20g
A 甘酒	大さじ2
A レモン汁	大さじ1
A 塩	小さじ¼
A おろしにんにく	少量
イタリアンパセリ（飾り用）	少量

作り方

1 タイは薄切りにし、器に並べる。
2 トマトは皮を湯むきし、種をとって5mm角に、ほかの野菜も5mm角に切る。すべてボウルに入れ、合わせたAを加えてあえ、1にのせる。パセリを飾る。

Point
うまみとほどよい甘み、とろみのある甘酒は油なしでもコクが出て、おいしい調味料になるだけでなく、発酵食品であるため腸のエネルギー源に。上手に使いましょう。

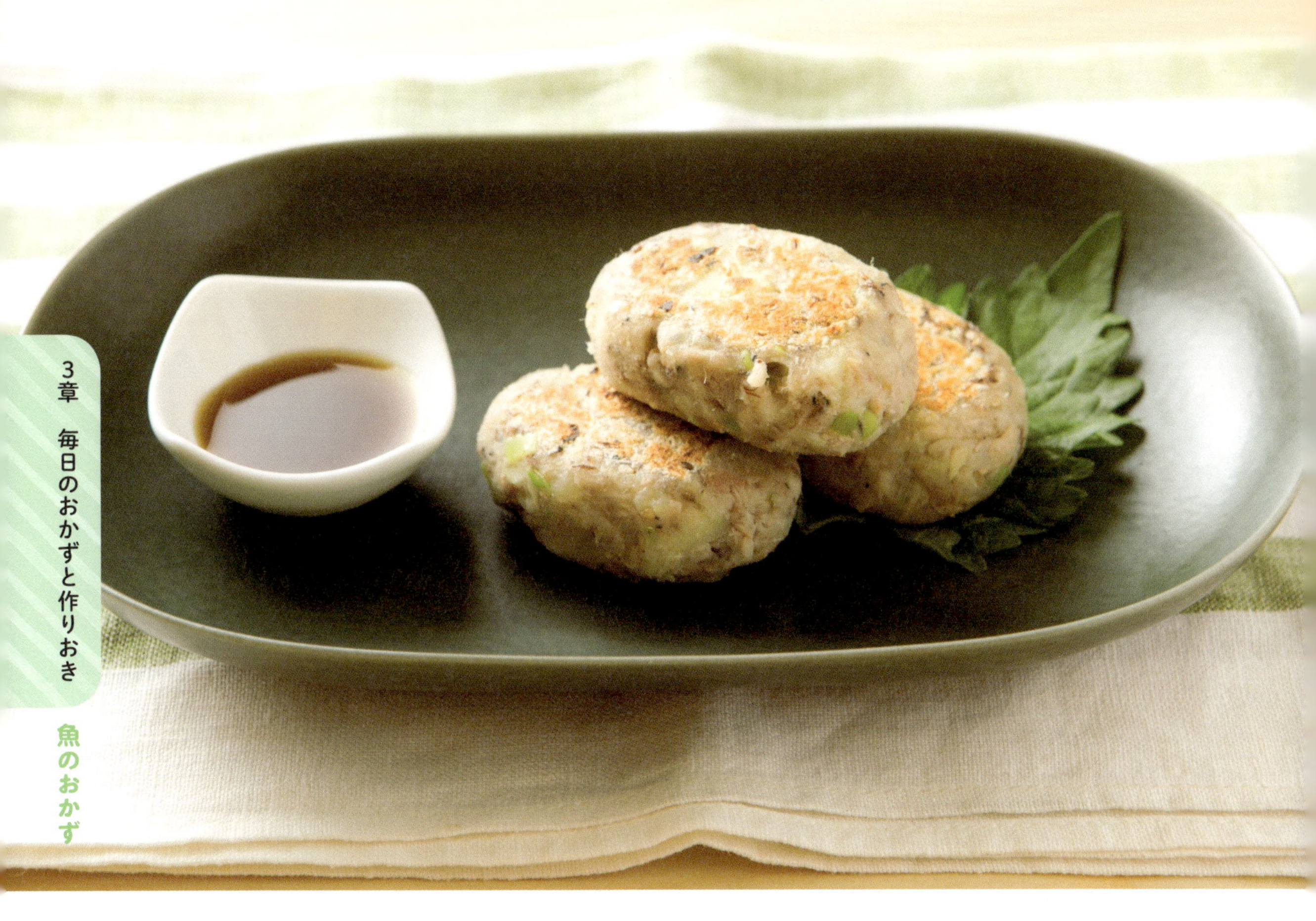

便利なサバ缶と常備食材を使った一品

サバ缶とじゃがいものおやき風

1人分　エネルギー317kcal　脂質11.0g　塩分3.8g

材料（作りやすい分量・2人分）

サバ水煮缶（汁けをきる）……1缶（180g）
じゃがいも……2個（300g）
A
- 長ねぎ（みじん切り）……2cm（5g）
- しょうが（みじん切り）……½かけ
- 白すりごま……大さじ½
- 塩……小さじ⅓
- 片栗粉……大さじ1

青じそ……2枚
ポン酢しょうゆ……適量

作り方

1. じゃがいもはひと口大に切り、水からゆでる。竹串を刺してすっと通るようになったら湯を捨て、再び弱火にかけて鍋をゆすりながら粉ふきにし、つぶす。
2. 1の粗熱がとれたらサバ缶をほぐし入れ、Aを加えて混ぜる。6等分して平たい丸形にする。
3. フッ素樹脂加工のフライパンに並べ、中火で両面に焼き色がつくまで焼く。青じそとともに器に盛り、ポン酢しょうゆを添える。

Point
加熱済みの缶詰は常備しておくと便利。青じそはせん切りにして混ぜて焼いてもおいしくできます。また、長ねぎを玉ねぎに、しょうがをにんにくにかえると洋風の味わいに。低脂肪チーズをかけて焼くのもおすすめです。

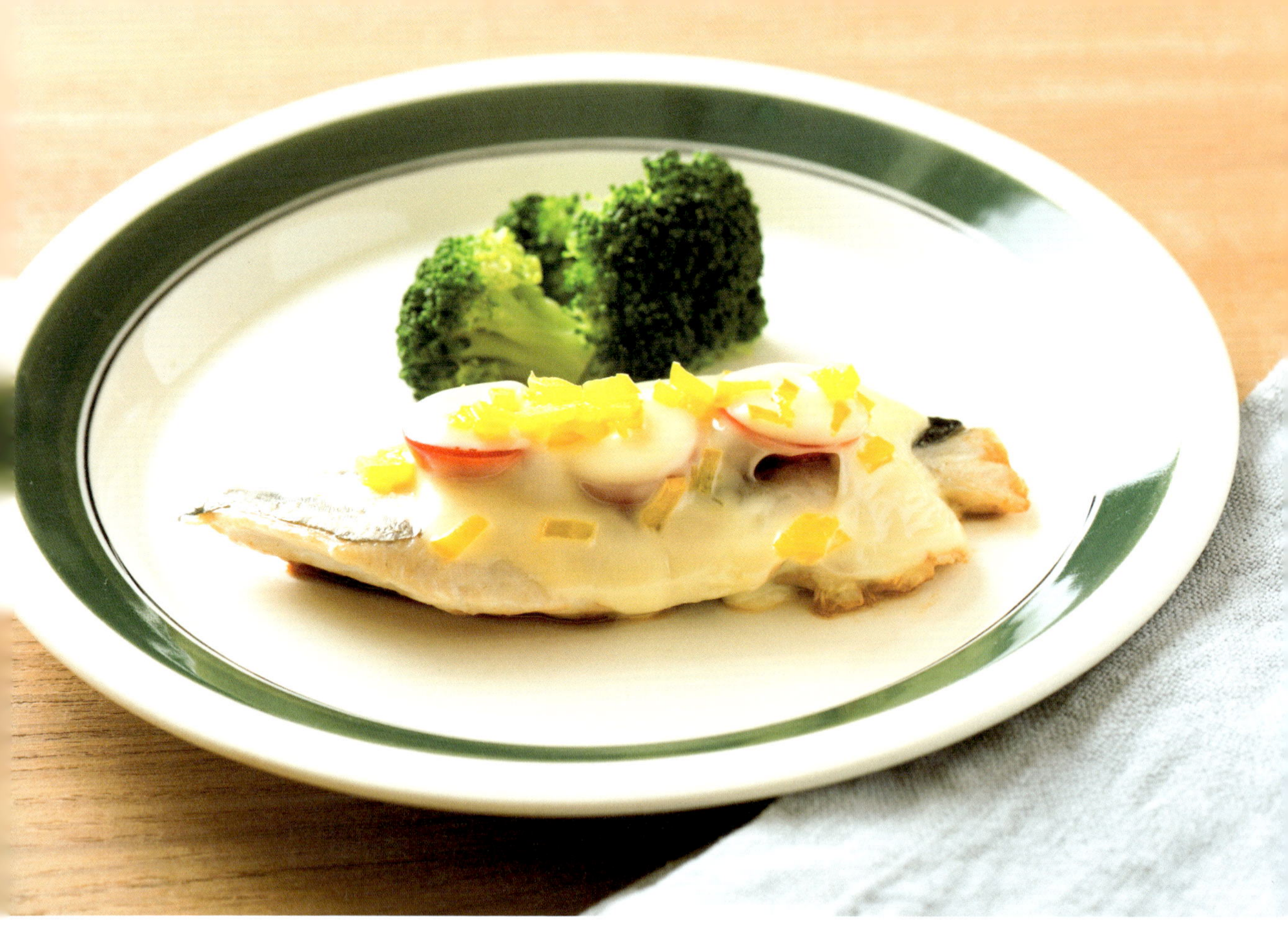

チーズとトマトをソースがわりに

サワラのチーズ焼き

1人分 エネルギー254kcal 脂質13.5g 塩分1.4g

材料（1人分）

サワラ……1切れ（100g）
プチトマト……1個（10g）
パプリカ（黄）……10g
塩……少量
白ワイン……大さじ1
低脂肪スライスチーズ……1枚
ゆでブロッコリー（→P54参照）……45g

作り方

1 サワラは塩をふって10分ほどおき、水けをとる。パプリカは粗みじん切り、プチトマトは3等分の薄切りにする。
2 フッ素樹脂加工のフライパンを熱してサワラを入れ、こんがりしたら裏返す。白ワインをふってふたをし、蒸し焼きにする。
3 汁けがなくなったらプチトマト、チーズをのせ、再びふたをしてチーズを溶かす。器に盛り、パプリカを散らし、ブロッコリーを添える。

Point
脂肪が少なくあっさりとしたサワラはパサつきがちですが、白ワインで蒸し焼きにし、トマトやチーズをのせて焼くことでしっとりおいしく食べられます。

1人分
エネルギー110kcal
脂質3.1g
塩分2.5g
1人分
エネルギー176kcal
脂質11.0g
塩分3.6g

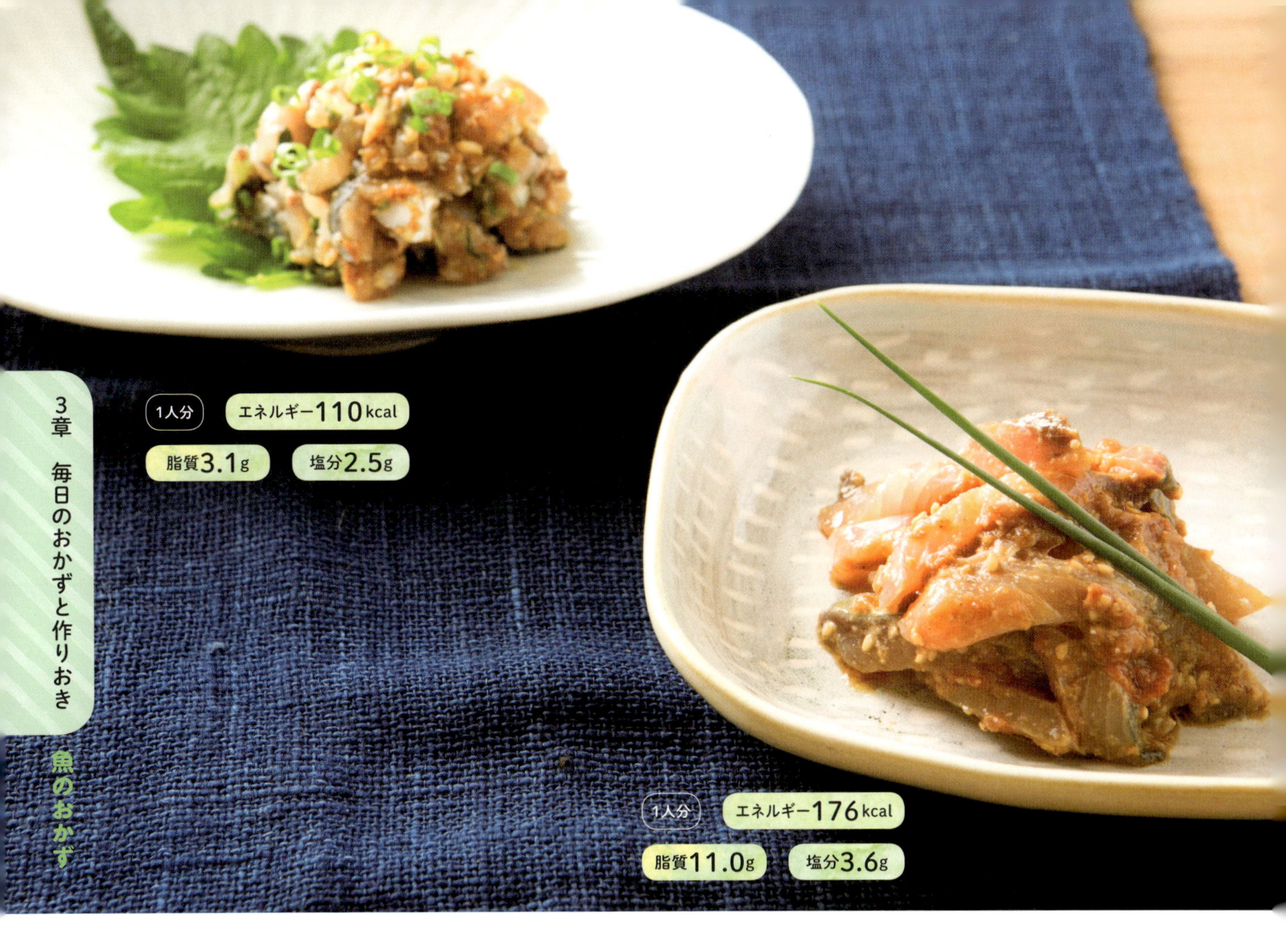

そのまままとめて焼いてもおいしい

アジのなめろう

材料（1人分）

アジ（刺身用）……50g
A
- 酒……小さじ1
- 長ねぎ（みじん切り）……5cm（10g）
- しょうが（みじん切り）……1かけ
- 青じそ（みじん切り）……2枚
- みそ……大さじ1

青じそ……1枚
万能ねぎ（小口切り）……少量

作り方

1 アジは包丁で7～8mm角に切り、Aを合わせてさらに包丁でたたく。
2 青じそとともに器に盛り、万能ねぎを散らす。

Point 青背の魚にはDHAやEPAなどの不飽和脂肪酸が豊富。炎症を抑える効果があるので、上手に取り入れましょう。

梅干しの酸味で、ハマチがぐっと食べやすく

ハマチの梅ごまあえ

材料（1人分）

ハマチ（刺身用）……50g
A
- 白すりごま……大さじ1
- しょうゆ……大さじ1
- 梅干し（種を除いてたたく）……½個
- 砂糖、わさび……各少量

万能ねぎ（飾り用）……適量

作り方

1 ハマチは細切りにする。
2 ボウルにAを合わせ、1を加えてあえる。器に盛り、万能ねぎを飾る。

Point あえごろもがかたいようなら、だし汁か酒少量を加えてのばしてください。梅干しの酸味や塩けによって、砂糖、わさびの量は加減して。

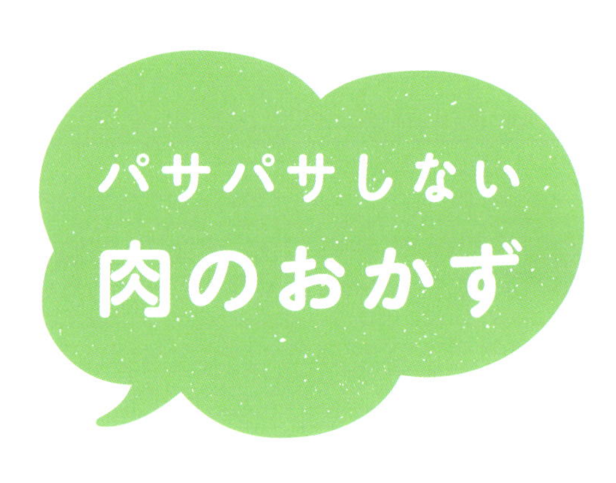

脂質の少ない部位を選べば、肉もOK！
パサつきがちなのがたまにキズですが、
ちょっとした工夫で、しっとり、おいしく。
食べごたえも十分のおかずに仕上がります。

たっぷりの薬味野菜と一緒にどうぞ

牛もも肉の和風ローストビーフ

1人分　エネルギー198kcal　脂質10.0g　塩分1.3g

材料（作りやすい分量・2人分）

牛ももステーキ用肉	1枚（200g）
塩	小さじ1/3
粗びき黒こしょう	少量
にんにく（薄切り）	3枚
ポン酢しょうゆ	適量
スプラウト	1/3パック
玉ねぎ	1/4個（50g）
みょうが	1個

作り方

1 牛肉は室温に戻し、塩、黒こしょうをすり込んで5分ほどおく。玉ねぎは薄い輪切り、みょうがは縦半分に切ってから斜め薄切りにし、それぞれ水にさらす。

2 フッ素樹脂加工のフライパンを熱し、牛肉、にんにくを入れる。片面1分ずつ焼いて焼き色がついたら、アルミホイルにしっかり包んで20分ほどおき、余熱で火を通す。

3 ホイルをはずし、ファスナーつき保存袋に焼いたにんにくとともに入れ、ポン酢しょうゆを加えて2～3時間おく。食べやすく切って器に盛り、スプラウト、水けをきった玉ねぎ、みょうがを添え、残ったたれをかける。

Point
焼くのは表面だけでOK。あとは余熱で火を通し、しっとりと仕上げます。切らずにポン酢しょうゆにつけた状態なら、冷蔵庫で1～2日保存できます。

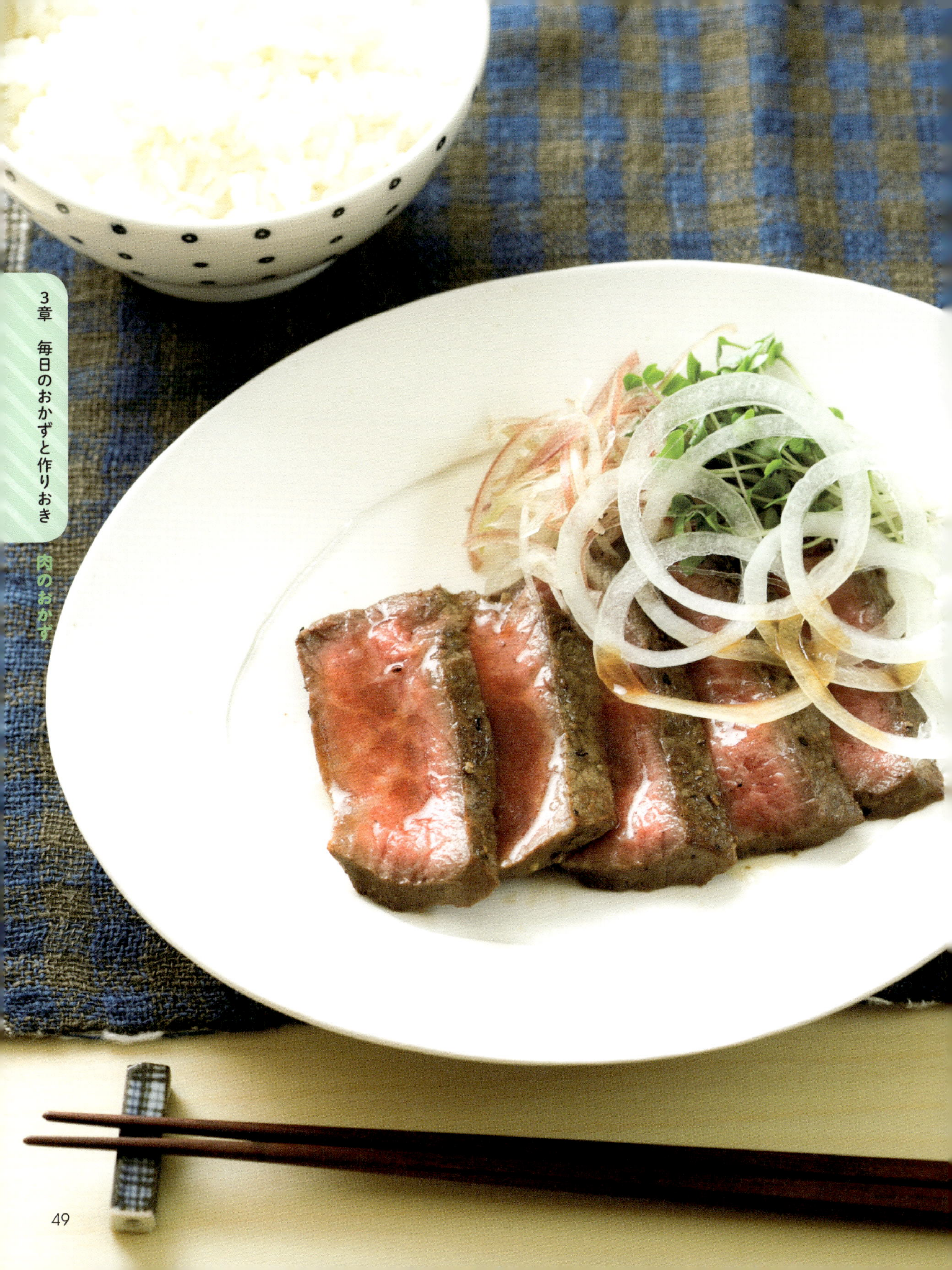

ほんのり甘みとさわやかな酸味で箸がすすむ

パイナップルチキン

1人分 エネルギー255kcal 脂質6.0g 塩分3.5g

材料（1人分）

鶏むね肉……½枚（100g）
パイナップル（缶詰でも可）……30g
塩……少量
A 水……½カップ
しょうゆ、酢……各大さじ1
砂糖……大さじ½
おろしにんにく、おろししょうが……各少量
片栗粉……小さじ1

●つけ合わせ

アボカド……20g
パイナップル（缶詰でも可）……15g
ゆでグリーンアスパラ（→P54参照）……60g
ゆでブロッコリー（→P54参照）50g
ゆでにんじん（→P54参照）……10g

作り方

1 鶏肉は皮を除き、繊維を断つように1cm厚さに切り、さらに食べやすい大きさに切って塩をふる。
2 パイナップルは粗みじん切りにし、1にからめて20分ほどおく。軽く汁けをきり、片栗粉をまぶす。
3 フッ素樹脂加工のフライパンにAを煮立て、2を1切れずつ加えて完全に色が変わるまで煮る。食べやすく切ったつけ合わせのくだもの、野菜とともに盛り合わせる。

Point
パイナップルの酵素は肉をやわらかくする効果がありますが、不溶性食物繊維も多いので体調のよくないときは控えめに。片栗粉をまぶすことでとろみがついて、むね肉のパサつきがおさえられ、しっとり仕上がります。

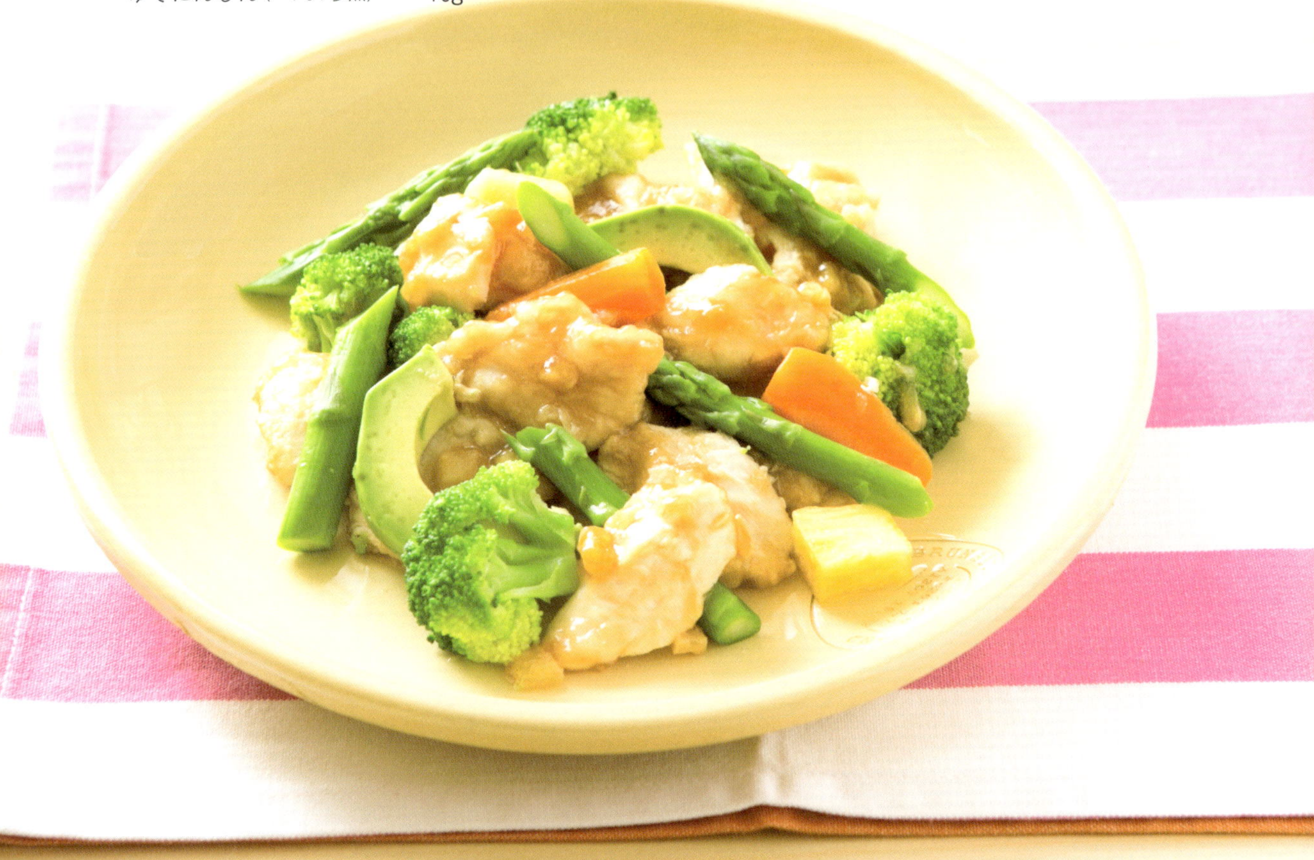

マスタードのほどよい酸味とプチプチがアクセント

豚ヒレ肉のマスタードクリームソース

1人分　エネルギー240kcal　脂質8.7g　塩分2.8g

材料（1人分）

豚ヒレ肉	70g
塩	小さじ⅓
こしょう	少量
にんにく（薄切り）	2～3枚
白ワイン	大さじ3
A 粒マスタード	大さじ1
A 調製豆乳	½カップ
ゆでにんじん（→P54参照）	30g
イタリアンパセリ	少量

作り方

1 豚肉は7～8㎜厚さに切り、塩、こしょうをふる。

2 フッ素樹脂加工のフライパンを熱し、1、にんにくを中火で焼く。こんがりしたら裏返し、白ワインをふってふたをし、3分ほど蒸し焼きにする。

3 Aを加えてからめながら軽く煮つめる。器に盛り、食べやすく切ったにんじんを添え、パセリを飾る。

point
パサつきがちなヒレ肉も白ワインをふって蒸し焼きにすることで、水分を逃がさずふっくら焼き上がります。濃度のあるソースでさらにしっとりと。

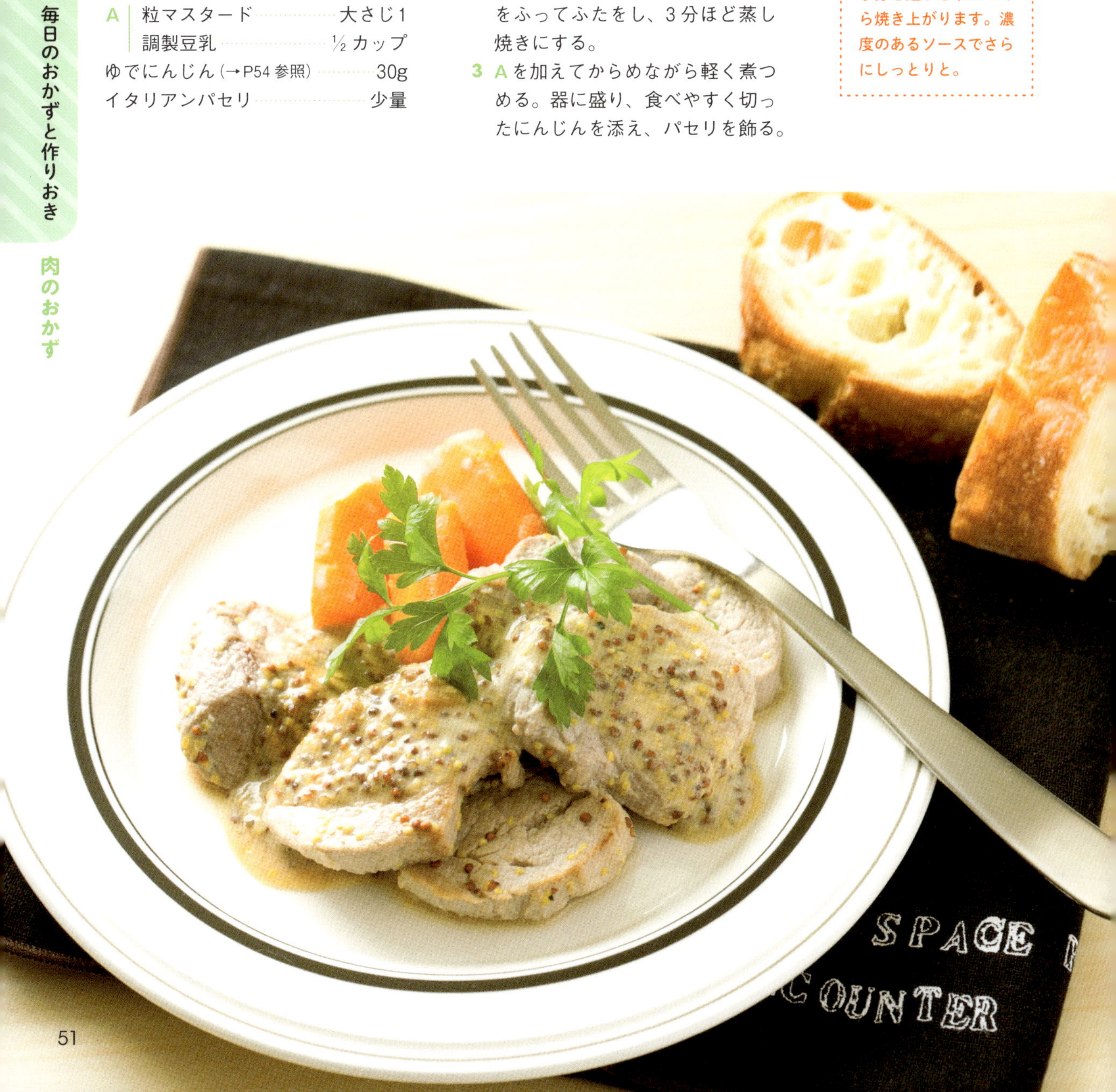

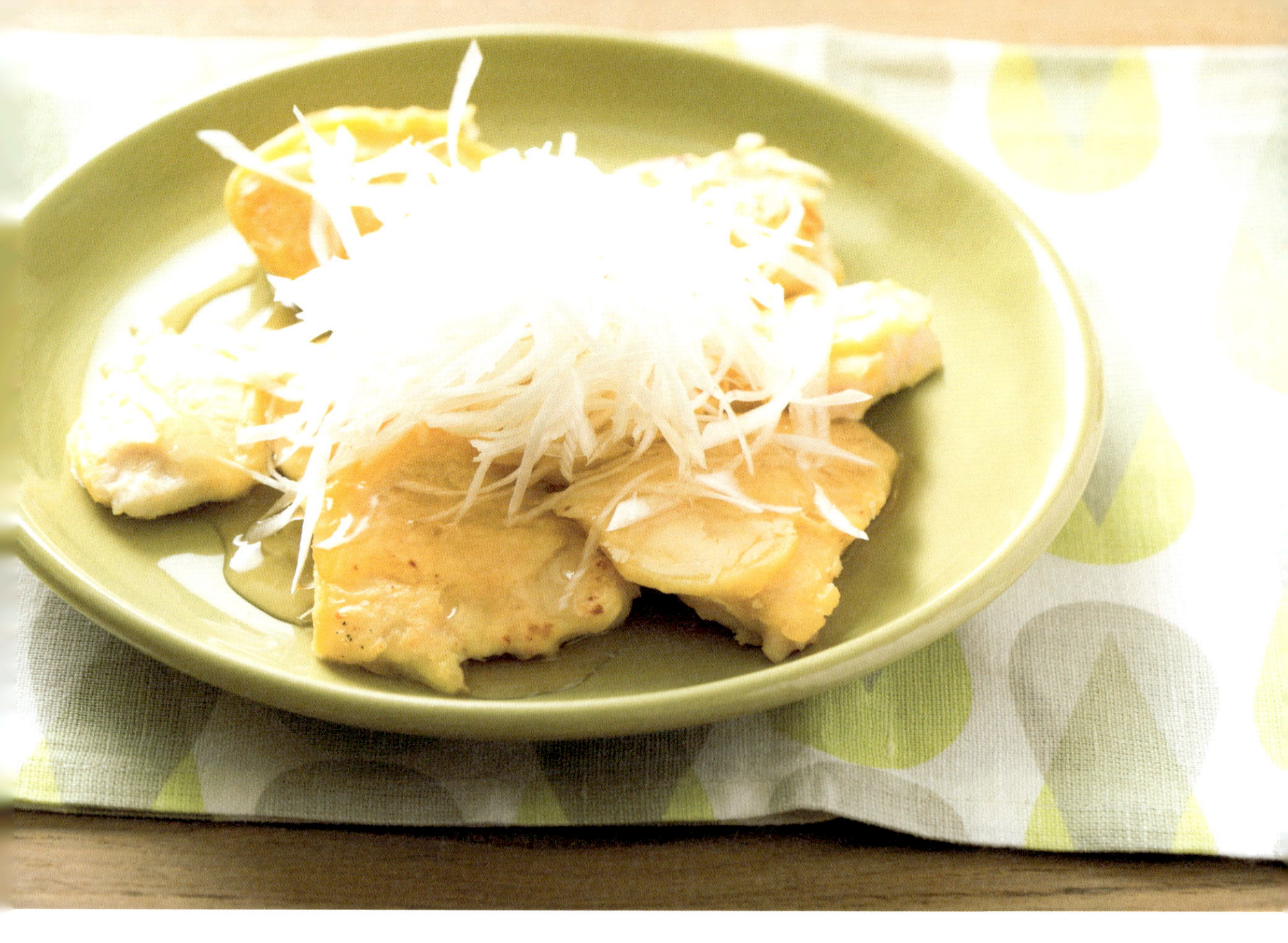

酢豚風の甘ずっぱいあんで食欲アップ

鶏むね肉のピカタ 甘酢あんかけ

1人分 エネルギー258kcal 脂質4.4g 塩分3.7g

材料（1人分）

鶏むね肉		80g
A	酒	小さじ2
	塩	小さじ¼
B	片栗粉	大さじ2
	溶き卵	½個分
C	水	¼カップ
	砂糖、酢	各大さじ1
	塩	小さじ⅓
	片栗粉	小さじ1
長ねぎ		5cm（15g）

作り方

1 鶏肉は皮を除き、ひと口大のそぎ切りにし、Aをからめる。長ねぎは縦半分に切ってから斜め薄切りにし、水の中でもみ洗いして水けをきる。

2 小鍋にCを合わせて火にかけ、混ぜながらとろみがつくまで煮る。

3 フッ素樹脂加工のフライパンを熱し、1の鶏肉に合わせたBをからめて並べ入れ、両面を中火でこんがりと焼く。器に盛り、2のあんをかけ、長ねぎをのせる。

point
片栗粉を混ぜた卵をからめてふんわり焼き上げます。とろみのついたあんで満足感のある味わいに。

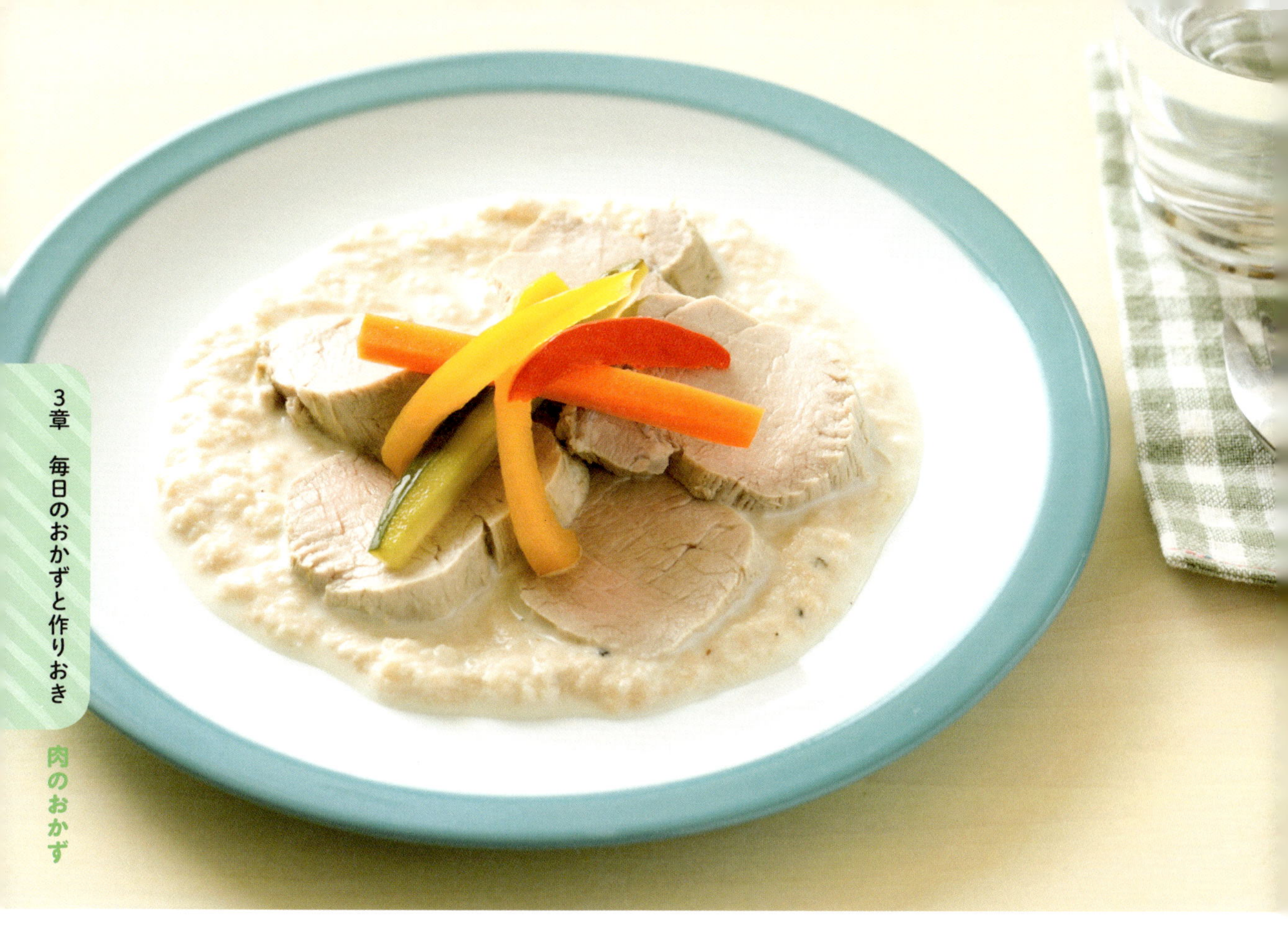

ゆで汁の中で冷ますからしっとり

ゆで豚のツナヨーグルトソース

1人分 エネルギー179kcal 脂質5.8g 塩分0.5g

材料（1人分）

豚ヒレ肉……100g
●ツナヨーグルトソース（作りやすい分量）
　ツナ缶（ノンオイル・汁けをきる）……小1缶（70g）
　玉ねぎ……¼個（50g）
　低脂肪マヨネーズ……大さじ1
　プレーンヨーグルト（無糖）……大さじ3
　おろしにんにく、塩、こしょう……各少量
ミックスピクルス（→P74参照）……合わせて30g

作り方

1 鍋にたっぷりの湯を沸かし、豚肉を臭み消し用の野菜（分量外・セロリ、玉ねぎ、にんじんなどの切れ端各適量）とともに入れ、弱めの中火で20分ほどゆでてそのまま冷ます。
2 ソースの材料は合わせてミキサーにかけ、なめらかにする。
3 豚肉を1～2cm厚さに切って、2のソースを⅓量ほど敷いた器に盛り、ピクルスを添える。

Point
ゆで豚はふつふつするくらいの弱めの中火でゆでること、火を止めてから湯の中でそのまま冷ますことがしっとり仕上げるコツ。ソースは、ミキサーがなければ細かく刻んで混ぜるだけでもOK。残りはパンにのせたり、ゆで野菜にかけたりするのもおすすめです。

あると便利な ゆで野菜

冷蔵庫に好みのゆで野菜2〜3種類をストックしておくと、
メイン料理のつけ合わせや、あと一品ほしいときに重宝。
生野菜より消化もよく、安心です。

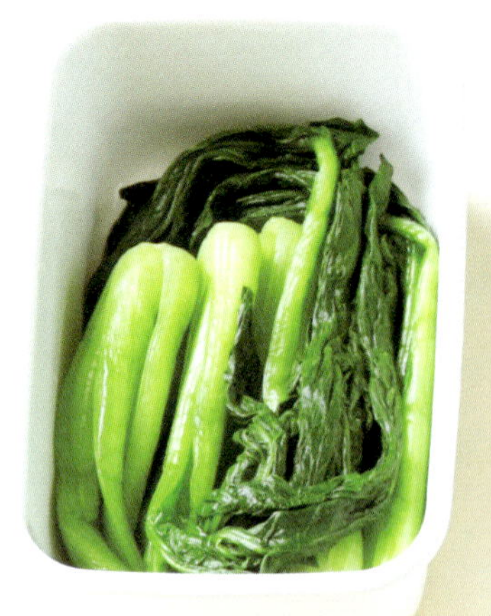

小松菜

塩少量を加えた熱湯で1分ゆで、冷水にとって水けをしぼる。

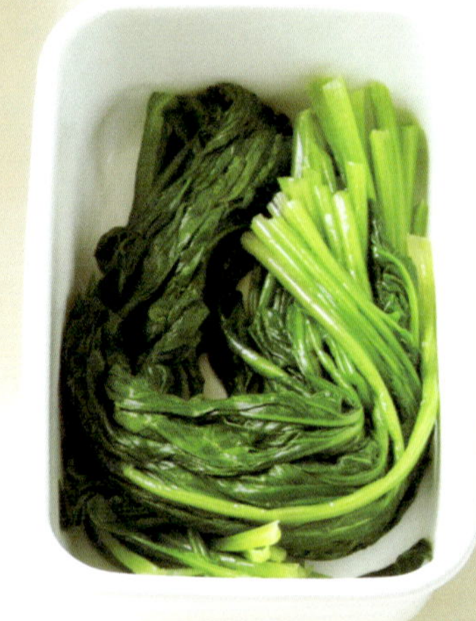

ほうれん草

塩少量を加えた熱湯で1分ゆで、冷水にとって水けをしぼる。

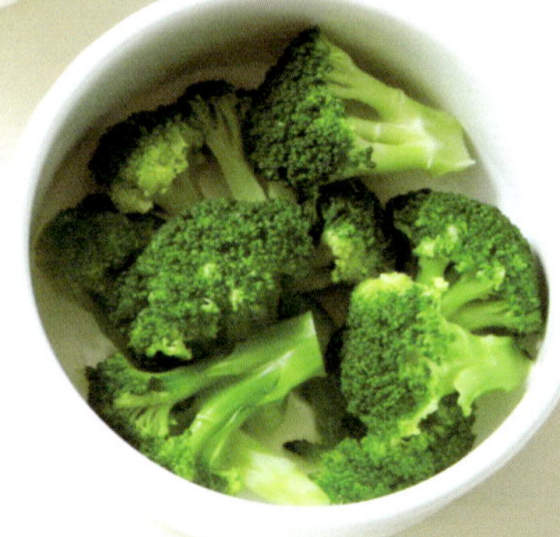

ブロッコリー

小房に分け、鍋に2cm高さの湯を沸かし、塩少量を加えた中に入れ、ふたをして1分ほど蒸しゆでし、水けをきる。

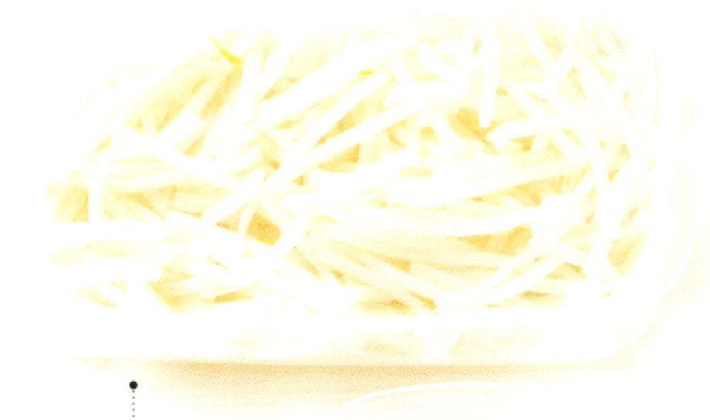

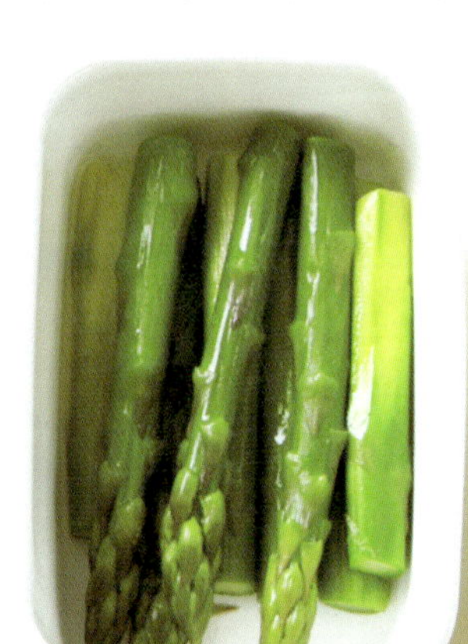

グリーンアスパラ

根元のかたい皮をむいて半分に切り、塩少量を加えた熱湯で2分ゆで、水けをきる。

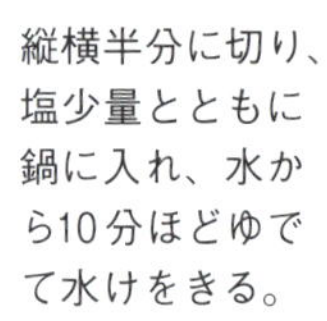

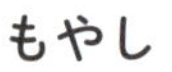

もやし

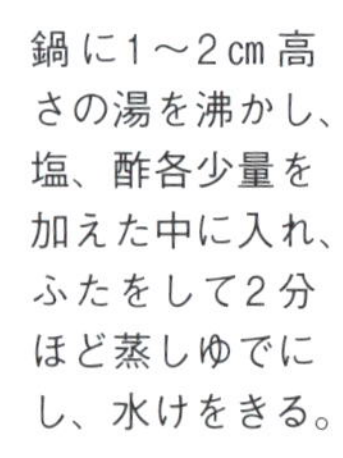

鍋に1〜2cm高さの湯を沸かし、塩、酢各少量を加えた中に入れ、ふたをして2分ほど蒸しゆでにし、水けをきる。

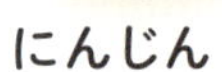

にんじん

縦横半分に切り、塩少量とともに鍋に入れ、水から10分ほどゆでて水けをきる。

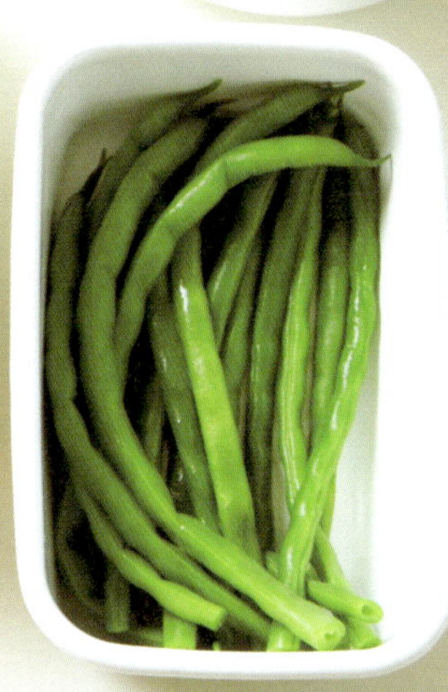

いんげん

塩少量を加えた熱湯で2分ゆで、水けをきる。

ゆで野菜で手軽に一品

練りごまでコクをプラス

ブロッコリーの白あえ

1人分 エネルギー67kcal 脂質3.4g 塩分0.9g

材料（1人分）

ゆでブロッコリー（→P54参照）……40g
木綿豆腐……⅛丁（50g）
A 砂糖……小さじ⅔
白練りごま……小さじ⅓
塩……少量

作り方

豆腐はキッチンペーパーで水けをとり、つぶしながらAを混ぜ、ブロッコリーとあえる。器に盛り、好みで白すりごま少量（分量外）をふる。

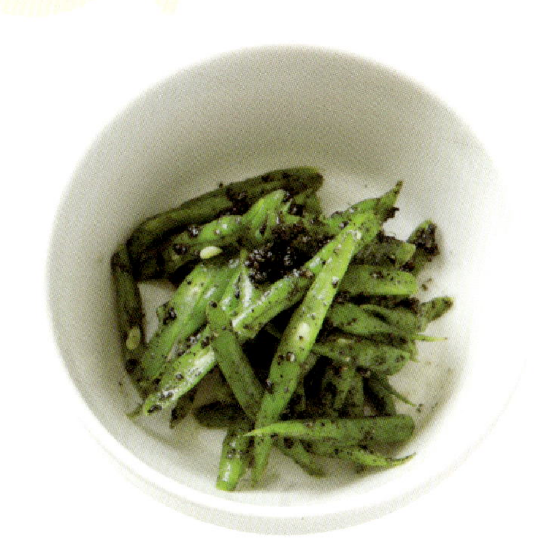

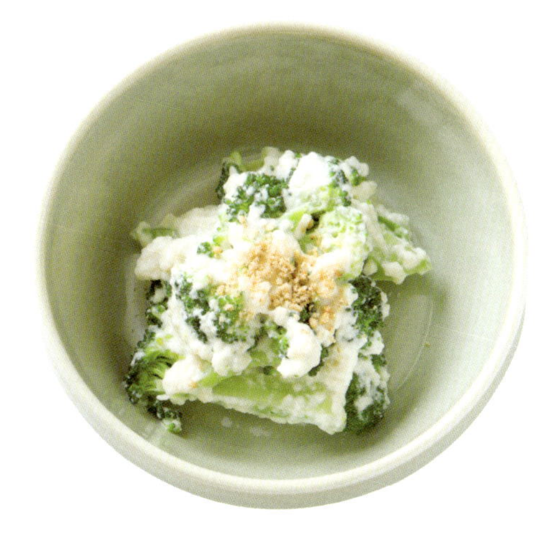

黒ごまの香ばしさが広がる

いんげんのごまあえ

1人分 エネルギー78kcal 脂質5.0g 塩分0.4g

材料（1人分）

ゆでいんげん（→P54参照）……40g
A 黒すりごま……大さじ1
砂糖……小さじ1
しょうゆ……小さじ½

作り方

いんげんは斜め切りにし、合わせたAであえる。

ほんのり甘いやさしい味

アスパラとにんじんの卵とじ

1人分 エネルギー153kcal 脂質5.7g 塩分2.9g

材料（1人分）

ゆでグリーンアスパラ（→P54参照）……30g
ゆでにんじん（→P54参照）……20g
A 水……¼カップ
めんつゆ（2倍濃縮）……大さじ2
みりん……大さじ½
片栗粉……小さじ½
卵……1個

作り方

鍋にAを煮立て、斜め切りにしたアスパラ、短冊切りにしたにんじんを加えてひと煮する。水大さじ1で溶いた片栗粉でとろみをつけ、溶きほぐした卵をまわし入れる。

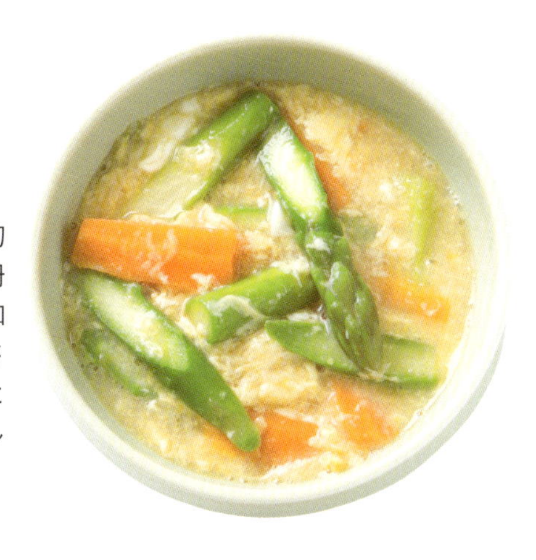

磯の香りがふわり

小松菜ののりあえ

1人分　エネルギー15kcal　脂質0.1g　塩分0.9g

材料（1人分）

ゆで小松菜（→P54参照）……50g
焼きのり……½枚
しょうゆ……小さじ1

作り方

3cm長さに切って水けをしぼった小松菜にちぎった焼きのり、しょうゆを加えてあえる。

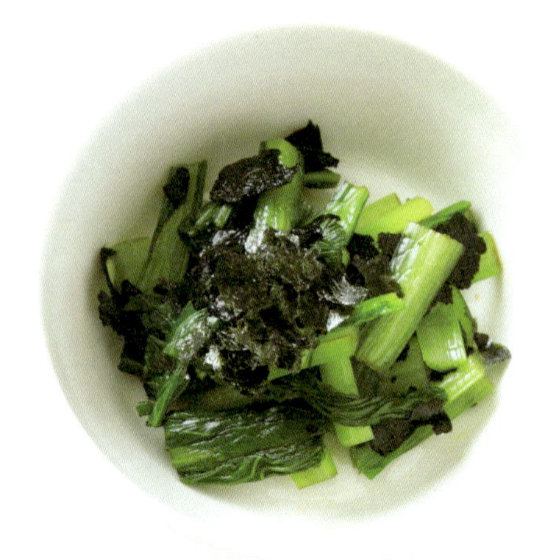

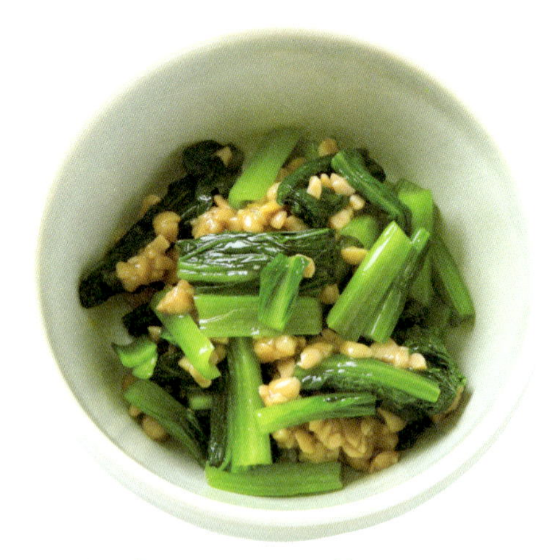

いんげんやほうれん草でも

小松菜の納豆あえ

1人分　エネルギー57kcal　脂質2.6g　塩分0.1g

材料（1人分）

ゆで小松菜（→P54参照）……50g
ひき割り納豆……½パック
しょうゆ……2～3滴

作り方

納豆は添付のたれとからしを混ぜ、3cm長さに切って水けをしぼった小松菜とあえる。しょうゆで味をととのえる。

ささっとできるさっぱり小鉢

もやしとほうれん草のポン酢あえ

1人分　エネルギー16kcal　脂質0.2g　塩分0.5g

材料（1人分）

ゆでもやし（→P54参照）……20g
ゆでほうれん草（→P54参照）……30g
ポン酢しょうゆ……大さじ½
削り節……少量

作り方

もやしと4～5cm長さに切ったほうれん草を合わせ、ポン酢しょうゆであえる。器に盛り、削り節をふる。

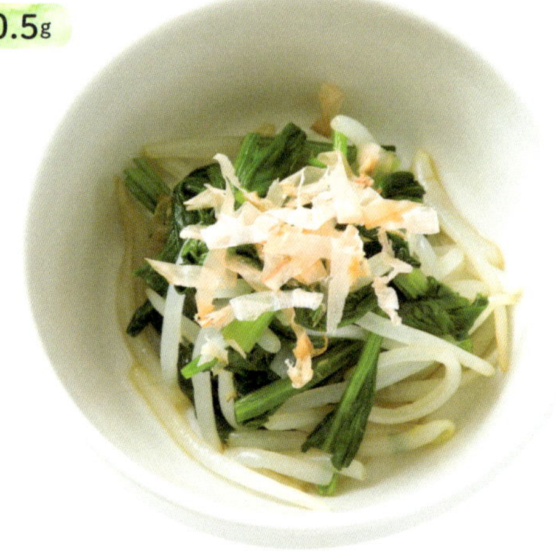

あると便利な調理道具

油を使わない調理では、こげやこびりつきが心配。
こんな調理道具をそろえておくと安心です。

こびりつかないフライパン

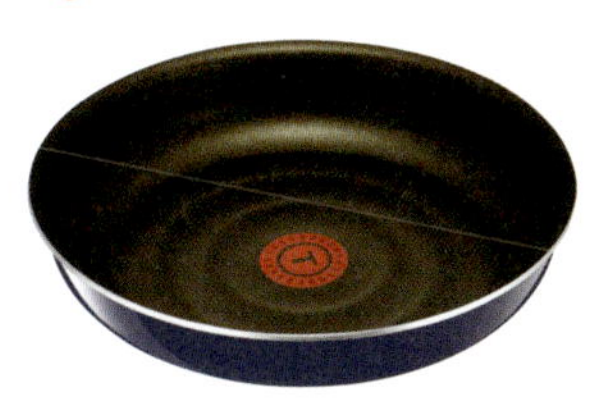
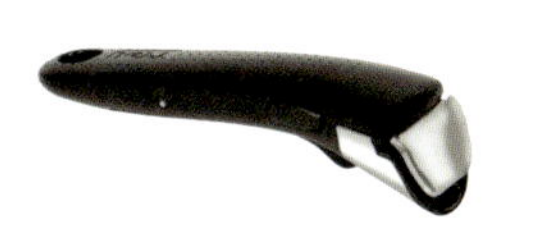

ごく少量の油での調理には、フッ素樹脂加工などのこびりつかないフライパンが必須アイテム。写真は従来の3倍の耐久性を実現したティファールのチタンコーティングフライパン。取っ手のとれるタイプは省スペースで食卓にもそのまま出せ、収納時も省スペース。

ティファール「インジニオ・ネオ グランブルー・プレミア」

シリコン製のゴムべら・スプーン

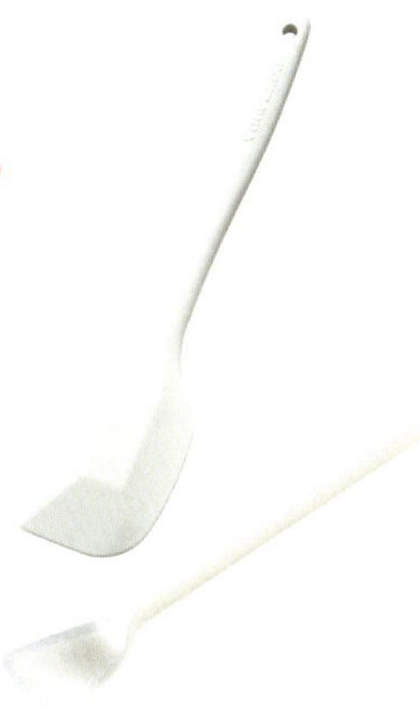

フライパンや鍋の中の食材をかき混ぜたり、ボウルに残ったソースやたれをきれいにこそげたりするのに使用。柄とへらの部分が一体になっているタイプが扱いやすいです。

ヴィズシリコンゴムヘラ（大）・ヴィズシリコンスプーン（小）／株式会社タイガークラウン

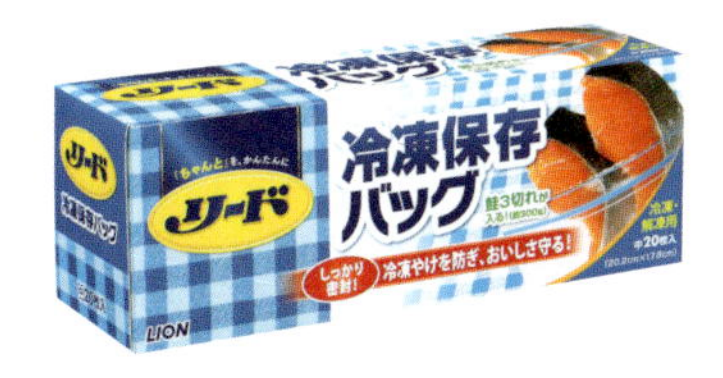

冷凍用の保存バッグ

食品の冷凍用には、乾燥や冷凍やけを防いでくれる専用の保存バッグがあると安心です。下味をつけて保存したいとき（→P66参照）にも重宝します。

リード 冷凍保存バッグ（中）／ライオン株式会社

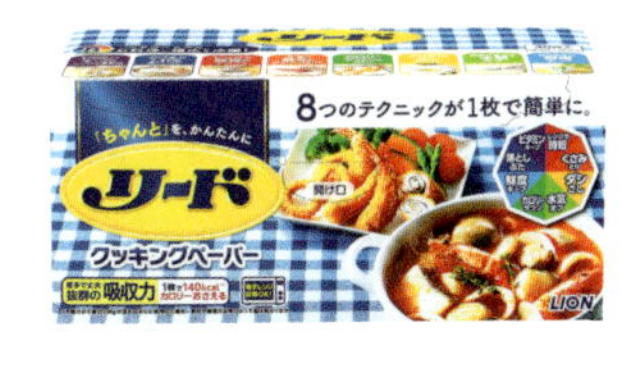

厚手のクッキングペーパー

ふんわりと厚手で、余分な油をしっかり吸ってくれます。また、少量の野菜を蒸したいときは、ぬらしたペーパーに包み、レンジでチン。ベチャッとせず均一に仕上がります。

リード クッキングペーパーレギュラー／ライオン株式会社

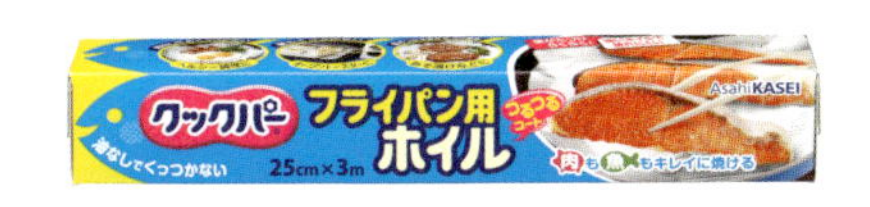

くっつかないアルミホイル

フライパンに敷いて、ノンオイル調理に使います。フライパンが汚れないから、後かたづけがラクチンなのも魅力。オーブントースターにも使えます。

クックパー® フライパン用ホイル／旭化成ホームプロダクツ株式会社

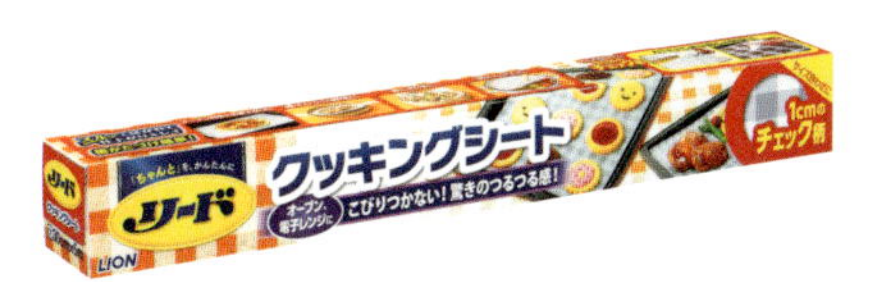

つるつる加工のクッキングシート

フライパンや電子レンジで包み蒸し（→P60、64参照）するときや、煮ものの落としぶた、オーブン料理などに。両面がつるっとした加工で、ノンオイルでもこびりつきません。

リード クッキングシート（大）／ライオン株式会社

メインと副菜を同時に仕上げる

鍋で

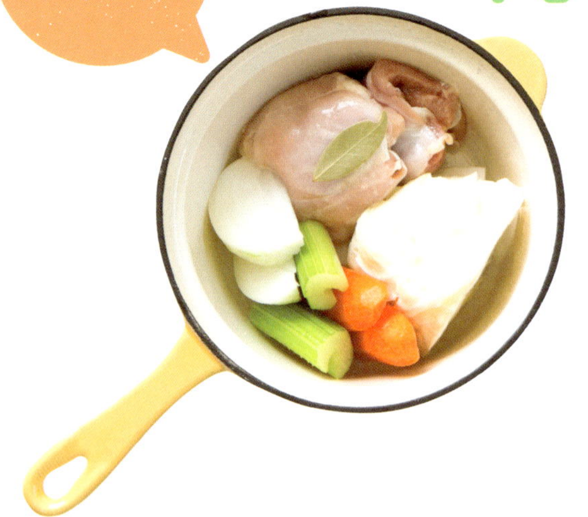

鍋で、フライパンで、グリルやレンジで…。
主菜と副菜が一度にできるから時短になるし、
洗いものも少なくてラクチン!
失敗なく作れるのも魅力です。

コトコト煮るだけ!　ゆで汁がおいしいスープに

ゆで鶏のタルタルソース + ポトフ風スープ

1人分　エネルギー360kcal　脂質11.6g　塩分3.9g

材料(1人分)

- 鶏もも肉……1枚(200g)
- 塩、こしょう……各少量
- キャベツ……1/6個(140g)
- 玉ねぎ……1/4個(50g)
- にんじん……1/4本(40g)
- セロリ……1/4本(30g)
- A
  - 白ワイン……大さじ1
  - 顆粒コンソメ……小さじ1/3
  - 塩……小さじ1/3
  - こしょう……少量
  - ローリエ……1枚
- ゆでグリーンアスパラ(→P54参照)……1本
- ヨーグルトタルタルソース(→P77参照)……適量
- 粒マスタード……少量

作り方

1. 鶏肉は皮を除いて塩、こしょうをすり込み、15分ほどおく。にんじん、玉ねぎは縦半分、セロリは5cm長さに切る。
2. 直径15～16cmほどの厚手の鍋に1の鶏肉と野菜、キャベツを入れ、ひたひたの水とAを加えて煮立て、弱火で20分ほど煮る。ゆで汁につけたまま自然に冷ます。
3. 鶏肉を取り出して食べやすく切り、3等分に切ったアスパラとともに器に盛り、ソースを添える。
4. スープを温め、味をみて、足りなければ塩、こしょう各少量(分量外)で味をととのえる。器に盛り、マスタードを添える。

Point
鶏肉はゆで汁の中で冷まして、しっとりと仕上げます。野菜は大ぶりに切ると見た目のボリューム感も食べごたえもアップ。

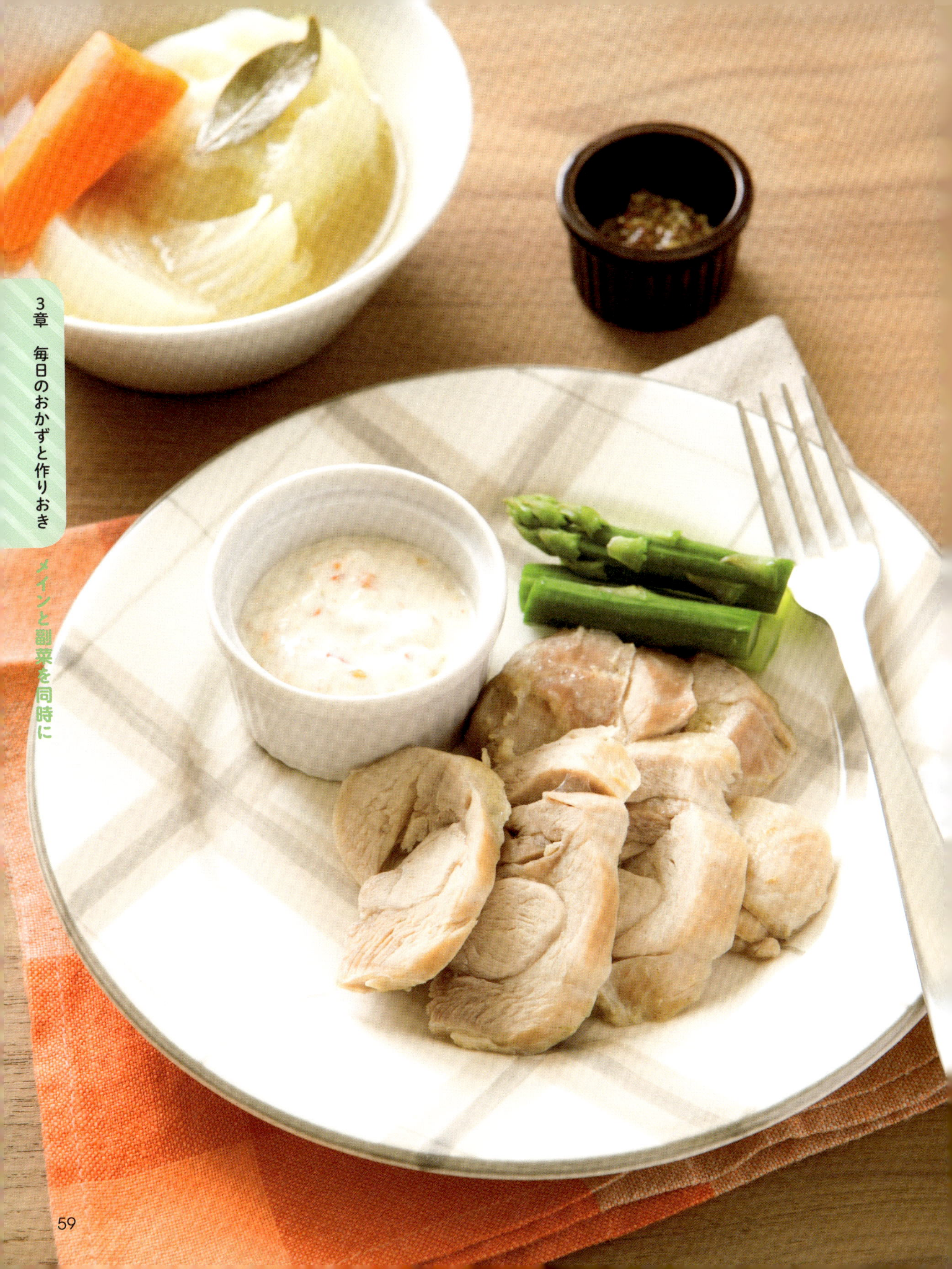

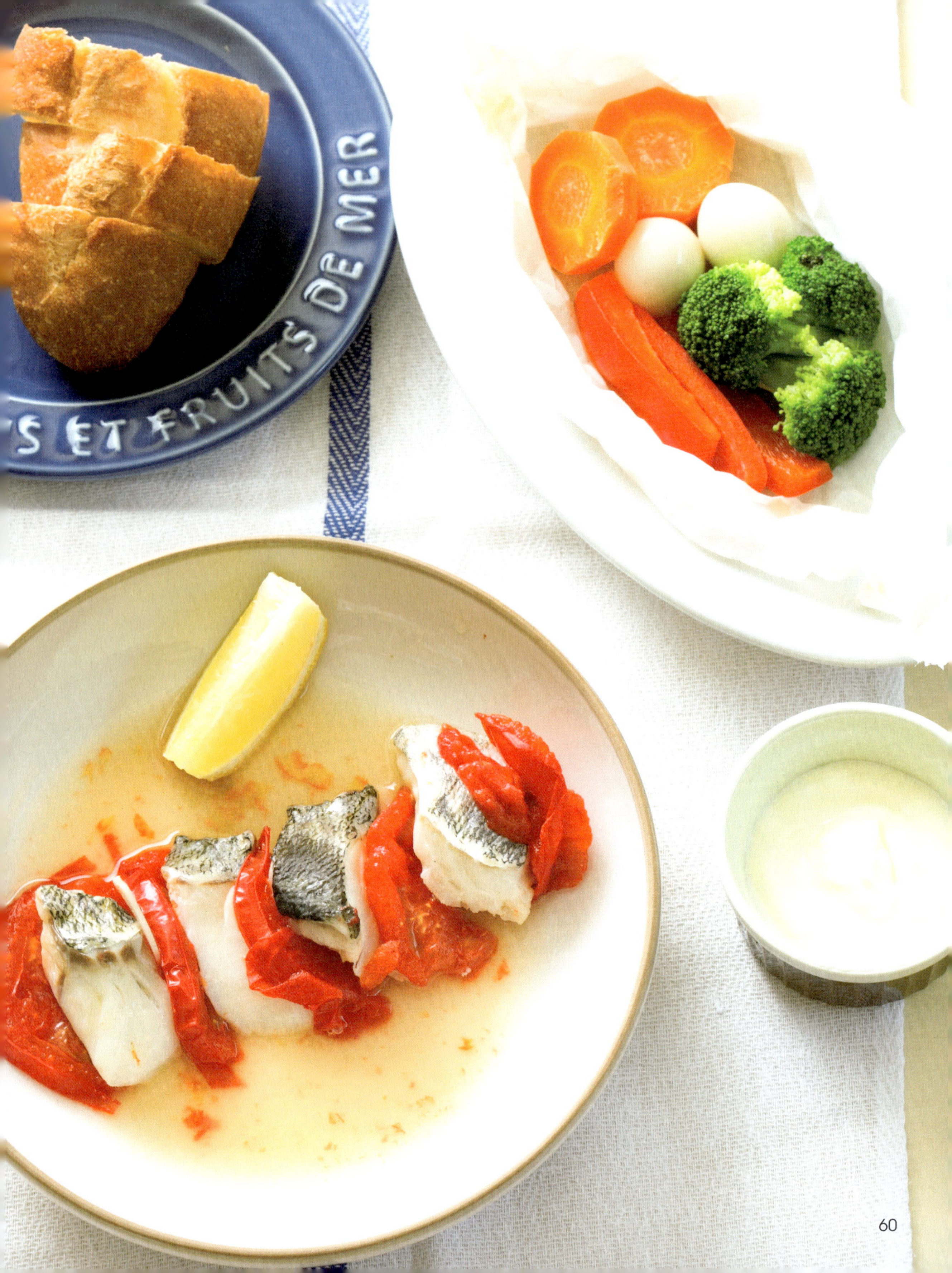
S ET FRUITS DE MER

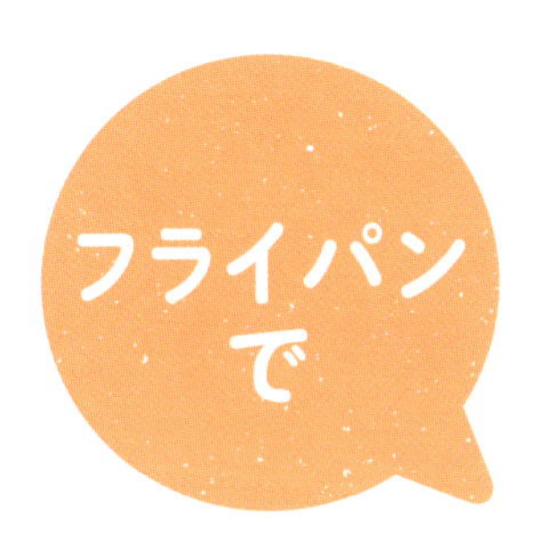

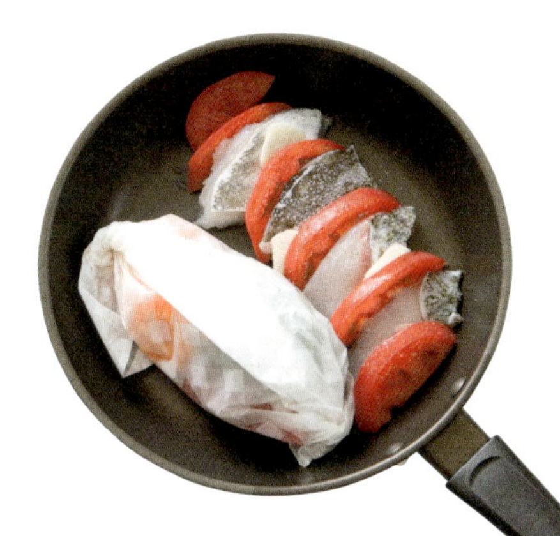

途中で蒸し汁をかけてしっとりと。野菜は好みのものでOK

タラとトマトの重ね蒸し＋蒸し野菜のアイオリソース

1人分 エネルギー258kcal 脂質8.7g 塩分3.3g

材料（1人分）

- タラ……1切れ（100g）
- 塩……少量
- トマト……小1個（100g）
- A にんにく（薄切り）……3枚
- A 顆粒コンソメ……小さじ½
- A 白ワイン……大さじ2
- ブロッコリー……3房（45g）
- パプリカ（赤）……¼個（25g）
- にんじん……2cm（30g）
- うずら卵（水煮）……2個
- ●アイオリソース
  - プレーンヨーグルト（無糖）……大さじ2
  - 低脂肪マヨネーズ……小さじ1
  - おろしにんにく、塩……各少量
- レモン（くし形切り）……1切れ

作り方

1. タラはひと口大に切って塩をふり、15分ほどおいて水けをとる。トマトは7mm厚さに切る。パプリカは1cm幅、にんじんは厚みを半分に切る。
2. オーブンシートを広げ、ブロッコリー、パプリカ、にんじん、うずら卵をのせ、水大さじ1と塩少量（分量外）をふり、しっかり閉じる。
3. フライパンにタラとトマトを少しずつずらしながら交互に重ね、Aをふり、横に2をおいてふたをして中火で煮立てる。出てきた汁をタラに数回かけながら7分ほど蒸し煮にする。器に盛り、タラにレモンを、野菜には合わせたアイオリソースを添える。

point
うまみの溶け出た汁を身にかけながら蒸し焼きにします。加熱したトマトがほどよいソースに。ほんのりにんにくの香りをつけたあっさりアイオリソースは、蒸し魚などにもよく合います。

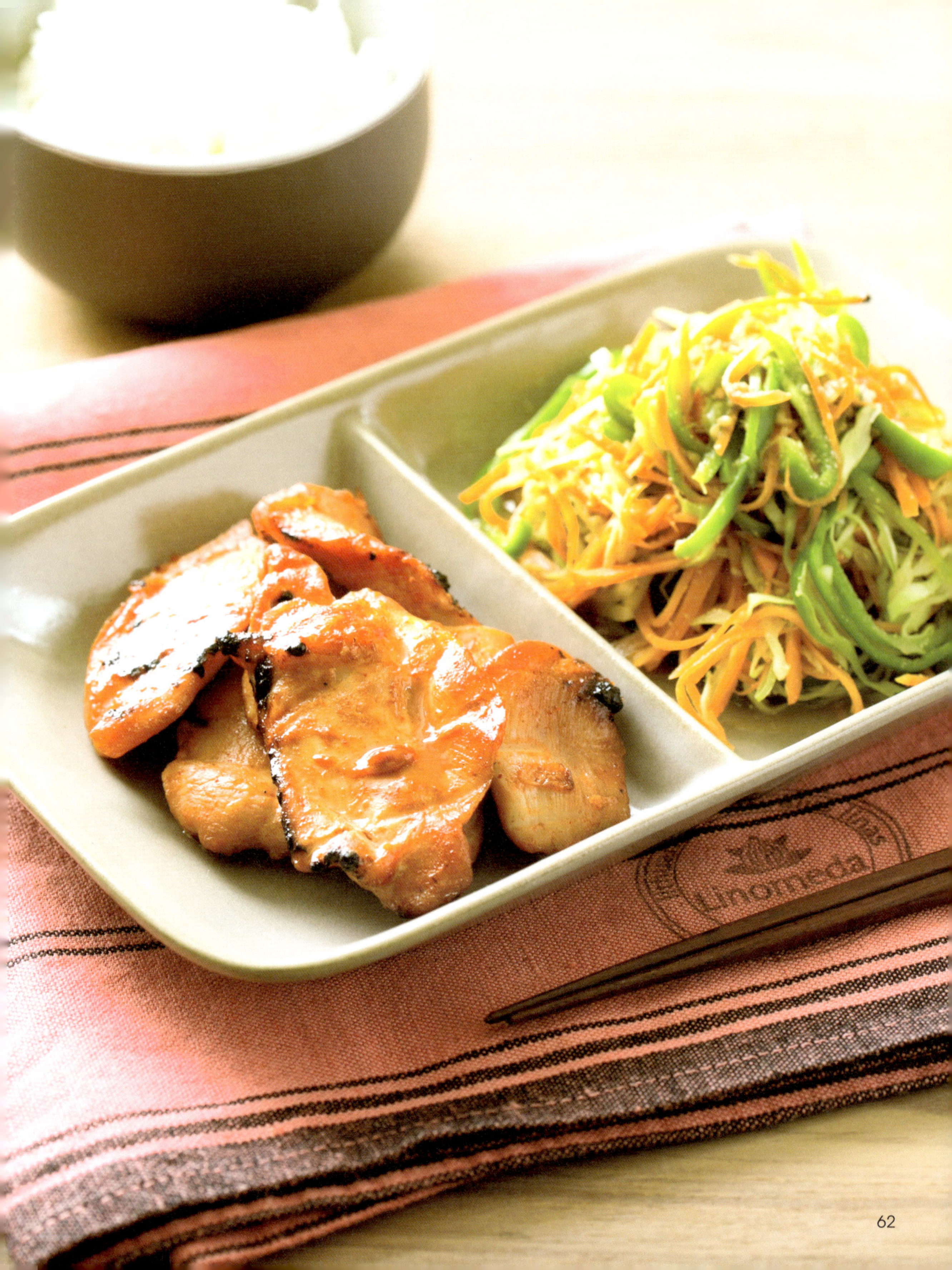
Linomeda

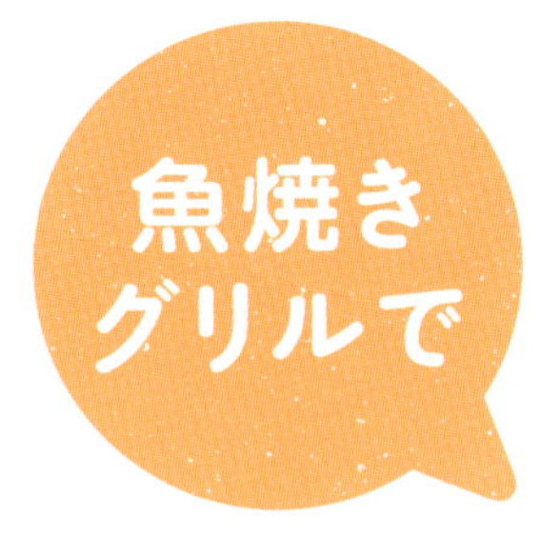

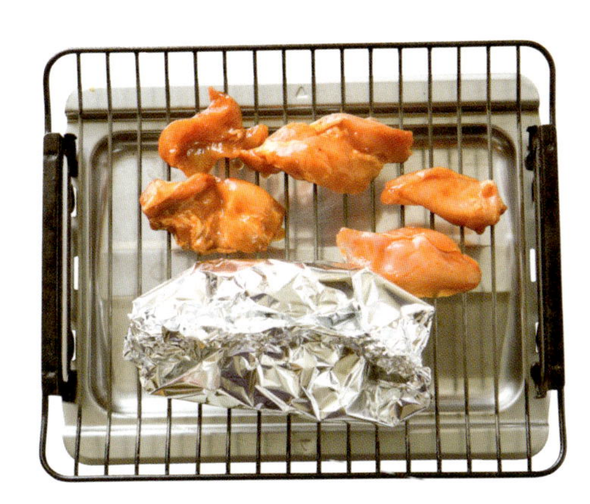

コチュジャンのピリ辛とごまの香りがそそる

韓国風グリルチキン＋せん切り野菜のナムル

1人分　エネルギー278kcal　脂質9.1g　塩分4.2g

材料（1人分）

	鶏もも肉	½枚（100g）
A	しょうゆ、砂糖	各小さじ2
	コチュジャン、酒	各小さじ1
B	にんじん	⅓本（50g）
	ピーマン	1個（30g）
	キャベツ	1枚（50g）
C	しょうゆ、白すりごま	各小さじ2
	砂糖、酢	各小さじ1
	おろしにんにく	少量

作り方

1. 鶏もも肉は皮を除き、そぎ切りにして合わせたAをからめ、2時間ほどおく。
2. Bの野菜はすべてせん切りにする。アルミホイルを広げた上におき、水大さじ1、塩少量（分量外）をふり、しっかりと閉じる。
3. 魚焼きグリルに1、2を並べて中火で9分ほど焼く。途中、残った漬けだれを肉に塗る。
4. 野菜を取り出してCであえ、鶏肉とともに器に盛り合わせる。

point
体調がよければ、Aにごま油少量を加えるとより風味がよくなります。鶏肉は、作り方1の調味料に漬けた状態で冷凍保存も可能です。

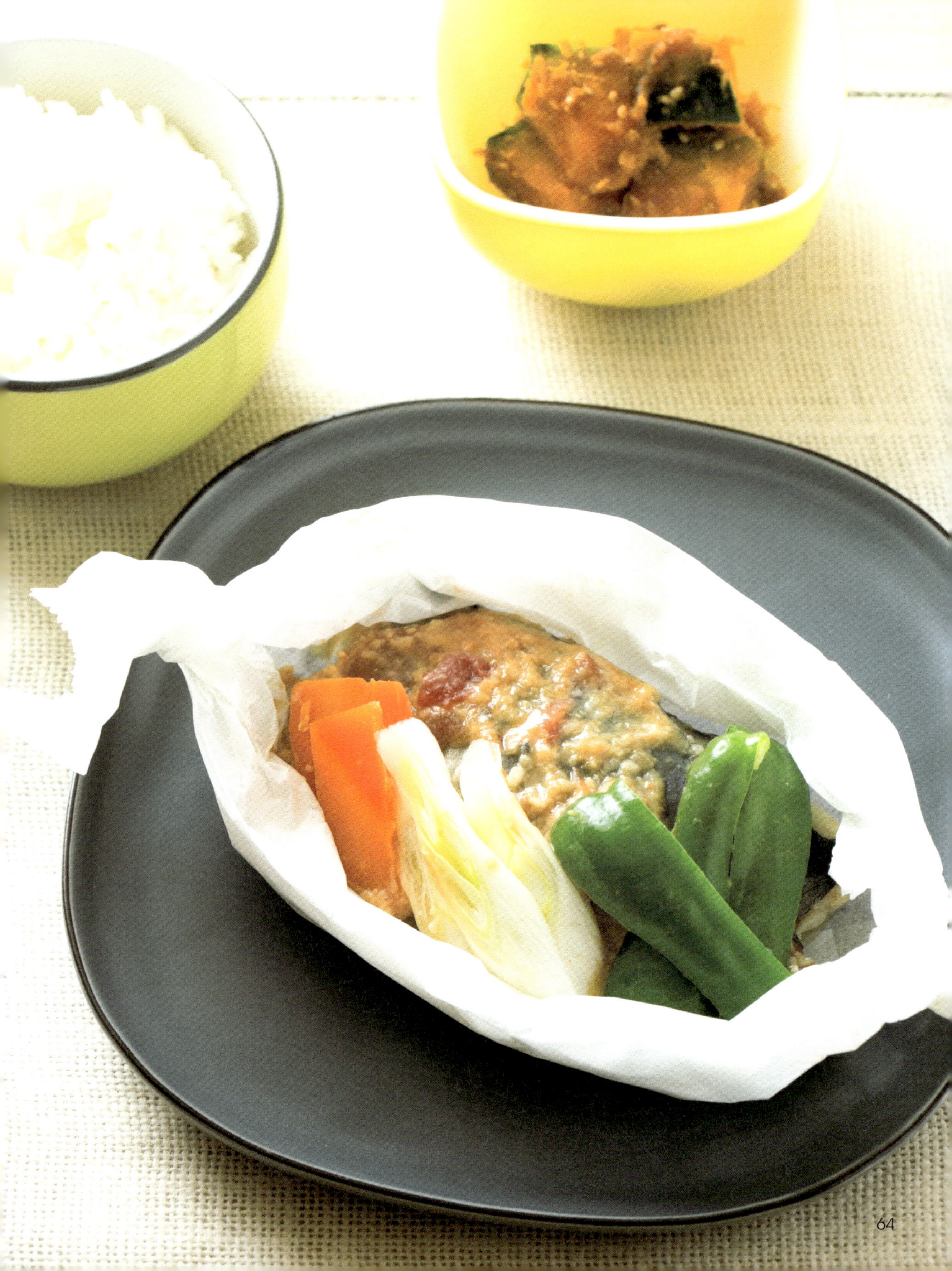

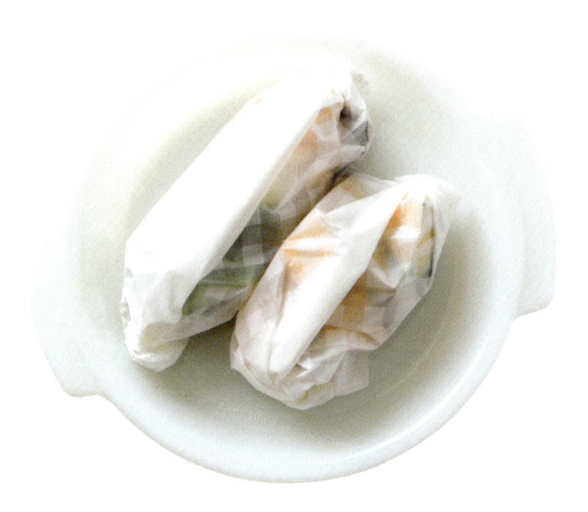

梅干しのさっぱり味で青背の魚もぐっと食べやすく

アジの梅みそ蒸し ＋ かぼちゃのごまあえ

1人分 エネルギー221 kcal 脂質6.2g 塩分3.7g

材料（1人分）

アジ（三枚おろし）		1尾分（80g）
塩		少量
ピーマン		½個（15g）
長ねぎ		5㎝（15g）
ゆでにんじん（→P54参照）		10g
かぼちゃ		正味50g
A	みそ、甘酒	各小さじ2
	梅干し（種を除いてたたく）	少量
B	しょうゆ、白すりごま	各小さじ1
	砂糖	小さじ⅔

作り方

1 アジは塩をふって15分ほどおき、出てきた水けをとる。ピーマンは縦に3等分、長ねぎは斜め切り、にんじんは薄切りにする。
2 オーブンシートを広げ、アジをおき、合わせたAを塗り広げる。1の野菜を彩りよくおいてしっかり包む。
3 かぼちゃはところどころ皮をむき、ひと口大に切る。オーブンシートを広げた上にのせ、水小さじ1（分量外）をふってしっかり包む。2とともに耐熱皿にのせ、電子レンジで5分加熱する。
4 かぼちゃを取り出してBであえる。

Point
アジの脂に含まれるDHAには炎症をおさえる作用があります。甘酒は、米麹を発酵させて作られたものを選びましょう。腸の粘膜のエネルギー源になります。

味つけ保存なら焼くだけでおいしい

時間のあるときにちゃちゃっと下ごしらえ。そのまま保存しておけば、食べたいときに焼くだけでOK。しっかり味がしみて満足感もアップ、お弁当にも便利です。

みそ漬け（ブリ）

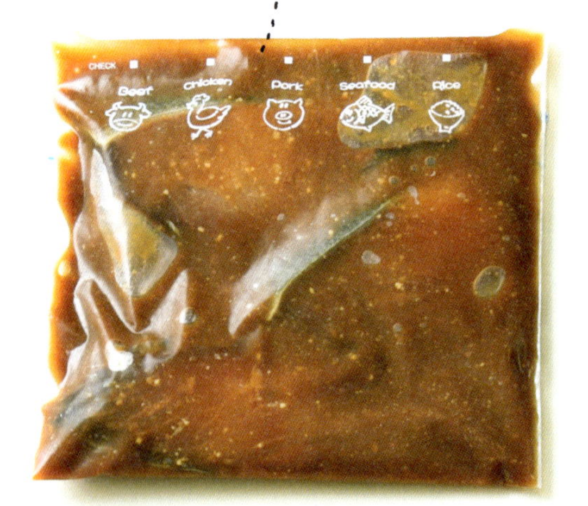

ヨーグルト漬け（鶏むね肉）

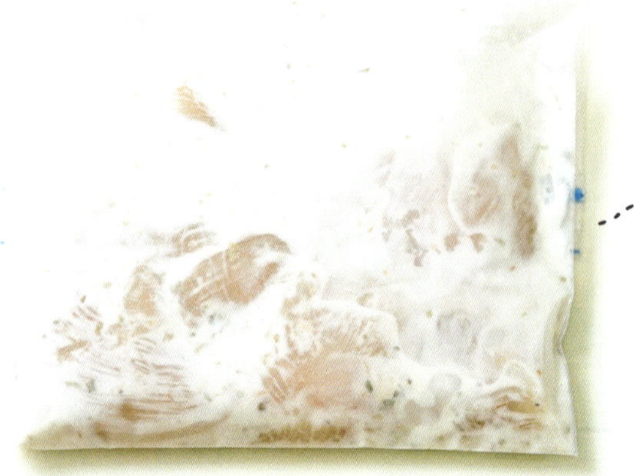

幽庵焼き（サケ）

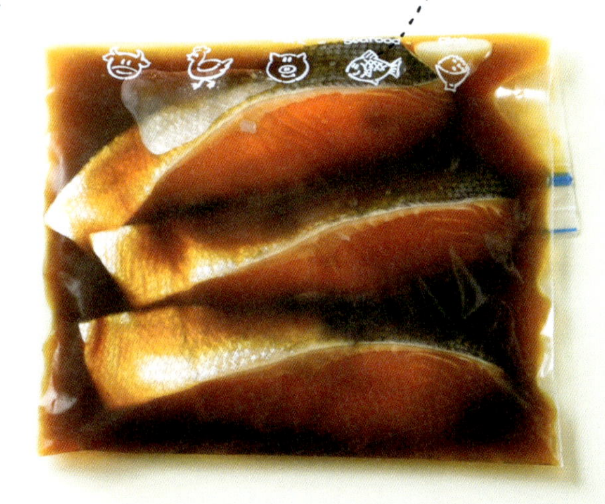

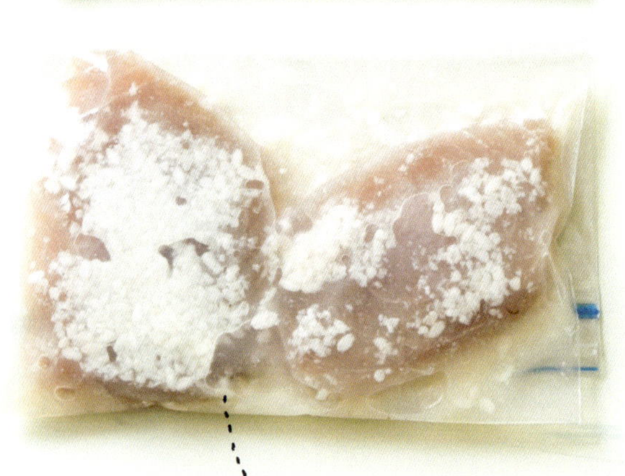

塩麹漬け（カジキ）

味つけ保存のコツ

下ごしらえ 魚は塩少量をふって5分ほどおき、水けをとる。鶏肉は皮を除く。

冷蔵保存 身が重ならないように保存袋に入れ、1週間保存可能。

冷凍保存 身が重ならないように保存袋に入れ、3週間〜1か月保存可能。

焼くときは オーブンシートを敷いたフライパンに、軽くたれをぬぐって並べ、中火で焼く。

どんな素材にも合う定番味

幽庵焼き(サケ)

サケ3切れ → しょうゆ、みりん各大さじ3に漬ける → ひと晩以上おく

＊サケのほか、ブリ、サンマ、サワラ、鶏むね肉などでも。

甘めのみそでこっくり味に仕上げて

みそ漬け(ブリ)

ブリ3切れ → みそ50g ＋ 砂糖30g ＋ 酒大さじ1(またはみそ50g ＋ 甘酒50g)に漬ける → ひと晩以上おく

＊ブリのほか、サバ、サケ、スズキ、エビ、イカなどでも。

ヨーグルトのおかげで、しっとりやわらか

ヨーグルト漬け(鶏むね肉)

鶏むね肉(皮なし)2枚 → プレーンヨーグルト(無糖)1カップ ＋ 塩小さじ1 ＋ ドライハーブ小さじ1〜大さじ1(＋あればおろしにんにく少量)に漬ける → ひと晩以上おく

＊ドライハーブはオレガノ、クミンパウダー、ミックスハーブなど好みのものでOK。
鶏肉のほか、豚肉、カジキ、サケなどでも。

うまみたっぷり。素材の風味が際立つ

塩麹漬け(カジキ)

カジキ2切れ → 塩麹大さじ2を塗る → ひと晩以上おく

＊カジキのほか、サバ、ブリ、サケ、サワラ、鶏むね肉などでも。

できたてでも、時間をおいてもおいしい！
ゆで野菜や野菜の作りおきと合わせれば
今日は何もしたくない…という日も
食卓が充実します。

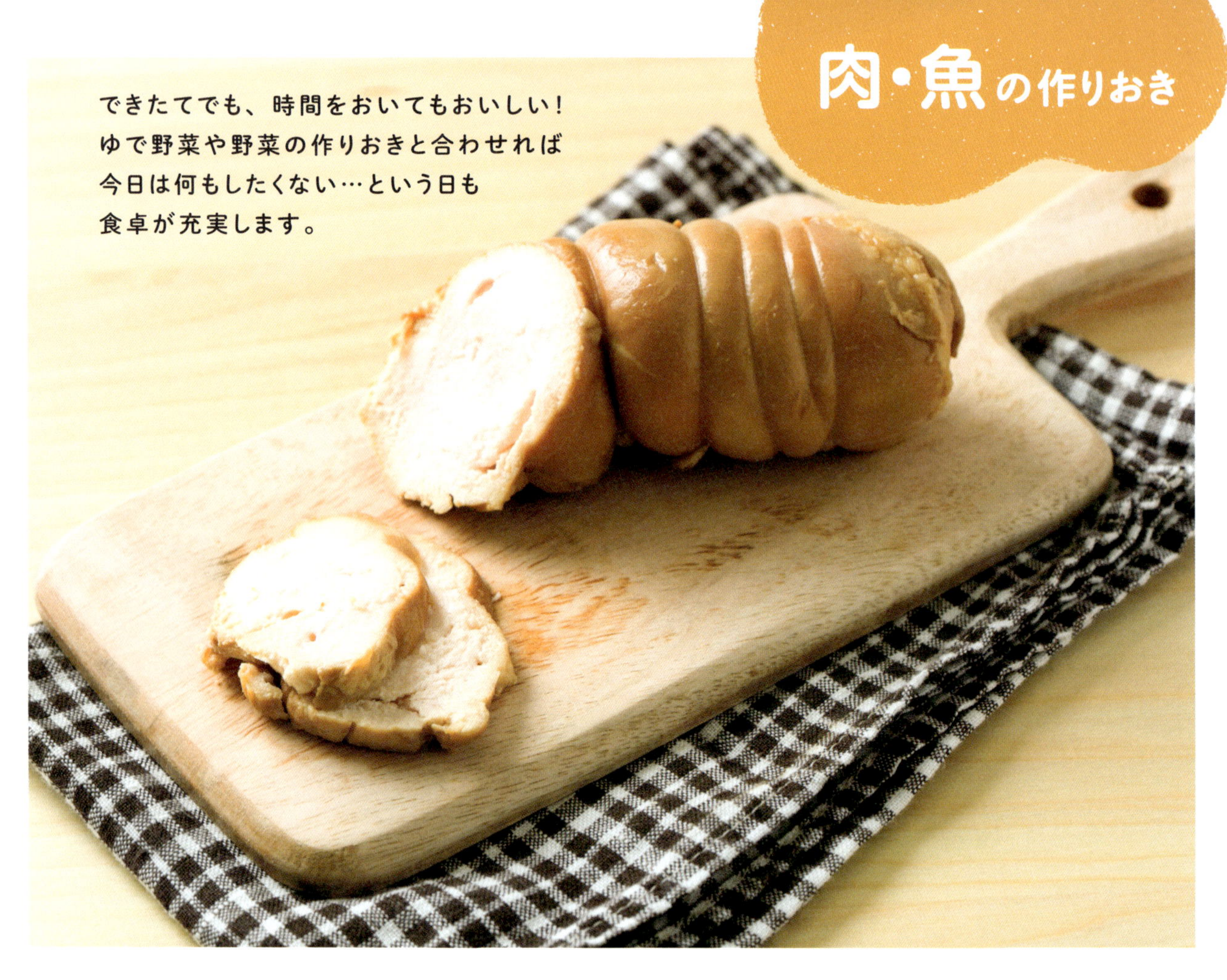

味のしみる翌日が食べごろ。薄切りにしてどうぞ

レンジで鶏チャーシュー

¼量 エネルギー131 kcal 脂質1.3g 塩分1.4g

材料（作りやすい分量）

- 鶏むね肉……2枚（400g）
- A
  - しょうゆ、みりん、酒、砂糖……各大さじ3
  - 酢……大さじ1
  - しょうが（薄切り）……3枚
  - にんにく（薄切り）……3枚
  - 長ねぎ（青い部分）……適量

作り方

1. 鶏肉は皮を除き、厚い部分に切り込みを入れて開き、厚みを均一にする。フォークなどで数か所刺して穴をあけ、14～15cm長さの棒状に巻いてタコ糸でしばる。
2. 耐熱のファスナーつき保存袋に入れてAを加え、口は開けたまま汁がこぼれないように耐熱容器などにのせ、電子レンジで3分、上下を返してさらに3分ほど加熱し、そのまま冷ます。

Point
パサつきを防ぐため、保存は汁ごと冷蔵庫で。薄切りにし、再び煮汁につけて冷凍も可能です。冷蔵庫で3～4日、冷凍庫で2週間保存可能。

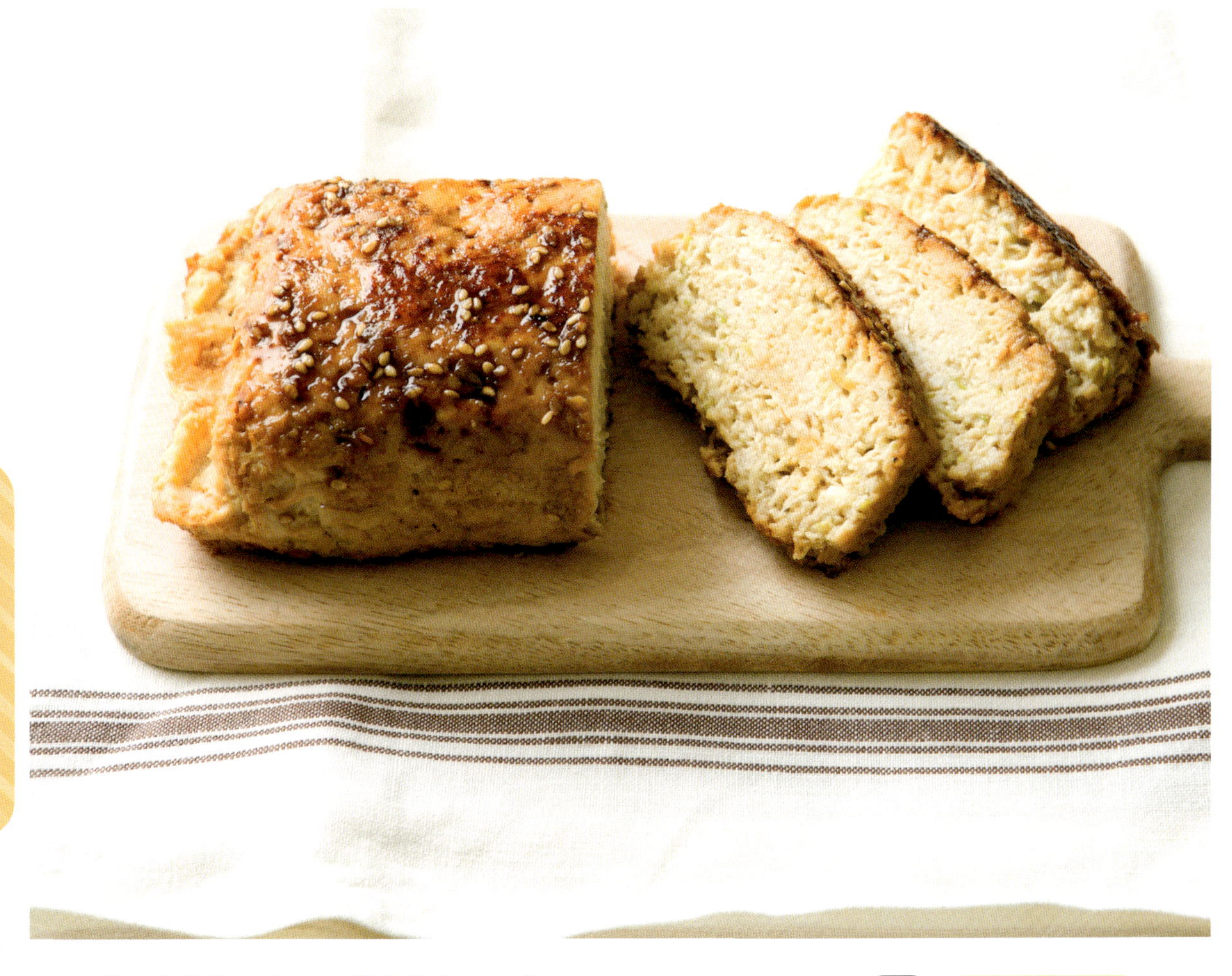

しっかりみそ味をつけて、保存性をアップ

フライパンミートローフ

¼量　エネルギー240kcal　脂質11.9g　塩分2.1g

材料（作りやすい分量）

鶏ひき肉……300g
A 長ねぎ（みじん切り）……1本
パン粉……½カップ
卵……1個
しょうが（みじん切り）……1かけ
みそ……大さじ1
しょうゆ、白いりごま……各小さじ2
酒……小さじ1
砂糖……少量
どんぶりのたれ（→P77参照）……大さじ3

作り方

1 ひき肉にAを加えてよく混ぜ合わせる。平たい円柱形に整えながら、水分が入り込まないようにアルミホイルでしっかりと包む。
2 フライパンに水を高さ1cmほど入れて煮立て、1を入れ、ふたをして中火で20分ほど蒸し焼きにする。
3 フッ素樹脂加工のフライパンを熱し、ホイルをはずした2の表面を焼く。たれを加えてからめる。

Point
ここでは香ばしさを出すために焼きつけてたれをからめていますが、作り方2の蒸し焼きにした状態でも、ふっくら、しっとりとおいしくいただけます。冷蔵庫で3～4日保存可能。

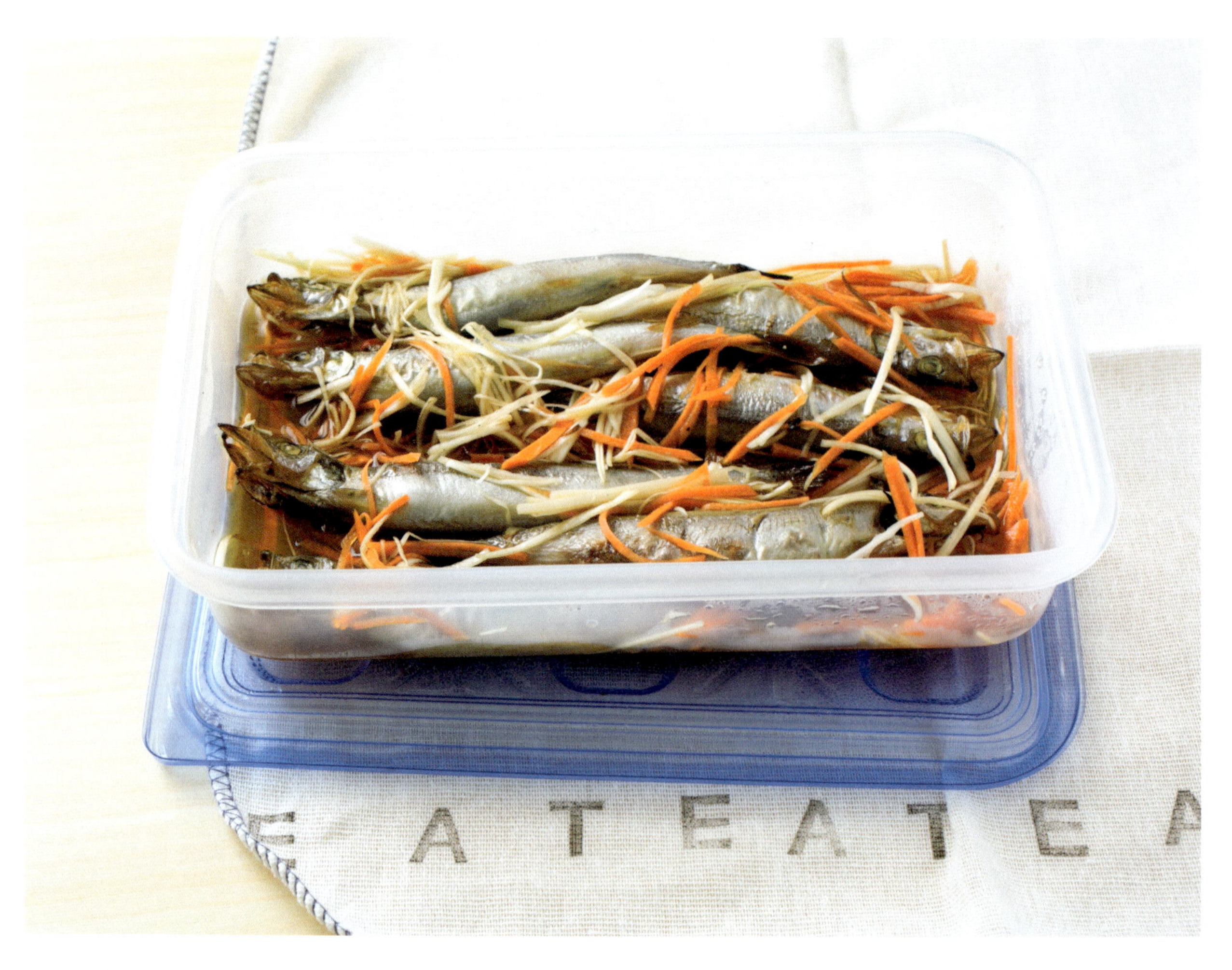

作りたてでも、じっくり味をしみ込ませてからもおいしい

シシャモの焼き南蛮漬け

¼量　エネルギー98 kcal
脂質3.3g　塩分1.8g

材料（作りやすい分量）

シシャモ……7～8本（160g）
長ねぎ……½本（60g）
にんじん……⅓本（50g）
A
水……¼カップ
しょうゆ、酢……各大さじ2
砂糖……大さじ1と½
赤唐辛子（小口切り）……⅓本

作り方

1 長ねぎ、にんじんはせん切りにし、合わせたAに加える。
2 シシャモは魚焼きグリルで皮がパリッとするまで焼き、熱いうちに1に漬ける。

Point
焼きたての熱いうちにたれに漬け込むことで、味がよくしみて満足感が増します。たっぷりの野菜もしんなりとして、たれになじみます。冷蔵庫で3～4日保存可能。

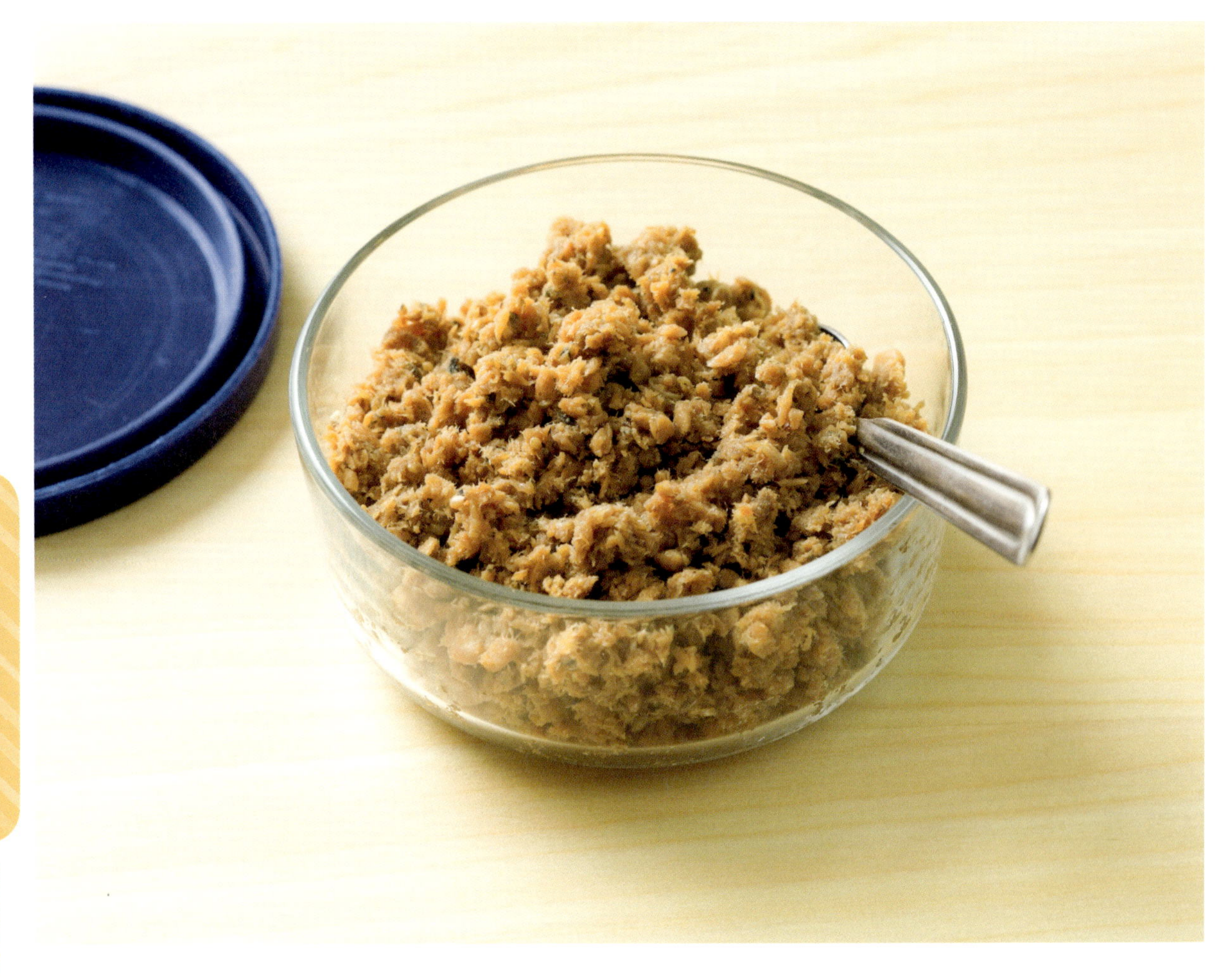

ごはんはもちろん、卵焼きなど使い方は工夫次第

サケ缶そぼろ

小さじ1　エネルギー13kcal　脂質0.2g　塩分0.2g

材料（作りやすい分量）

サケ水煮缶……1缶
酒……大さじ4
A しょうゆ、砂糖、みりん……各大さじ2
塩……少量

作り方

1 鍋に汁けをきったサケ缶を入れて中火にかけ、水分をとばしながらからいりする。
2 ホロホロになったら酒を加えて煮立て、ひと炒めしてAを加え、パラリとなるまで炒める。塩で味をととのえる。

Point
しっかりと甘辛味をつけて、ノンオイルのもの足りなさを補います。そのままごはんに合わせるのはもちろん、ゆでた青菜とあえるなど、調味料的な使い方もできます。冷蔵庫で1週間保存可能。

野菜・卵・高野豆腐の作りおき

少しずつでも、さまざまな食材から
まんべんなく栄養をとるのが理想。
日持ちのする野菜や卵のおかずで楽しみながら
栄養補給しましょう。

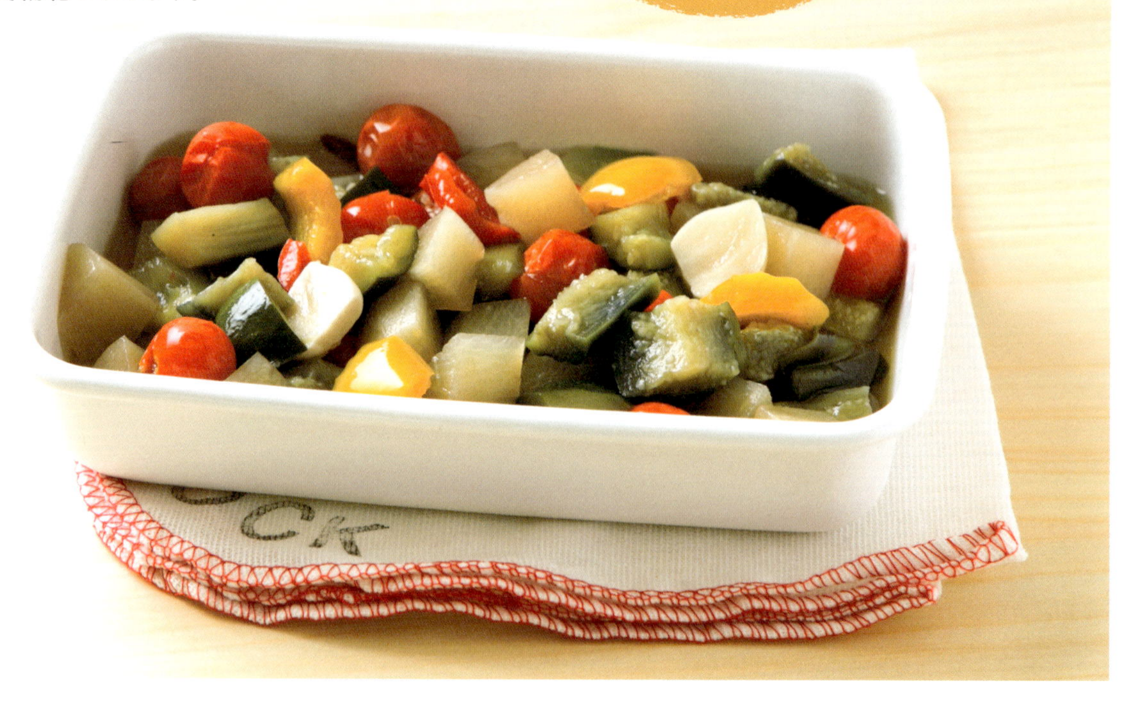

時間がたつほどに味がなじんできます

和風ラタトゥイユ

¼量 エネルギー36kcal 脂質0.2g 塩分1.2g

材料（作りやすい分量）

プチトマト	6個（60g）
大根	3cm（70g）
ズッキーニ	½本（75g）
なす	1本（70g）
パプリカ（赤・黄）合わせて	½個（75g）
A 水	½カップ
顆粒コンソメ	小さじ½
にんにく（縦半分に切る）	小1片
しょうが（薄切り）	3枚
赤唐辛子	½本
しょうゆ	大さじ1

作り方

1 プチトマト以外の野菜はそれぞれ2cm角に切る。
2 鍋にAを煮立ててしょうゆを加え、1を加えて再び煮立ったらふたをし、弱火で10～15分、蒸し煮にする。途中で味をみて、足りなければしょうゆ少量（分量外）で味をととのえる。
3 プチトマトを加え、皮がはじけてきたら火を止め、粗熱をとる。

point
弱火でくたくたになるまでよく煮ると、野菜が甘みを増すと同時に、消化もよくなります。冷蔵庫で1週間保存可能。

⅓量
エネルギー76kcal
脂質3.6g
塩分0.5g
¼量
エネルギー23kcal
脂質0.1g
塩分0.2g

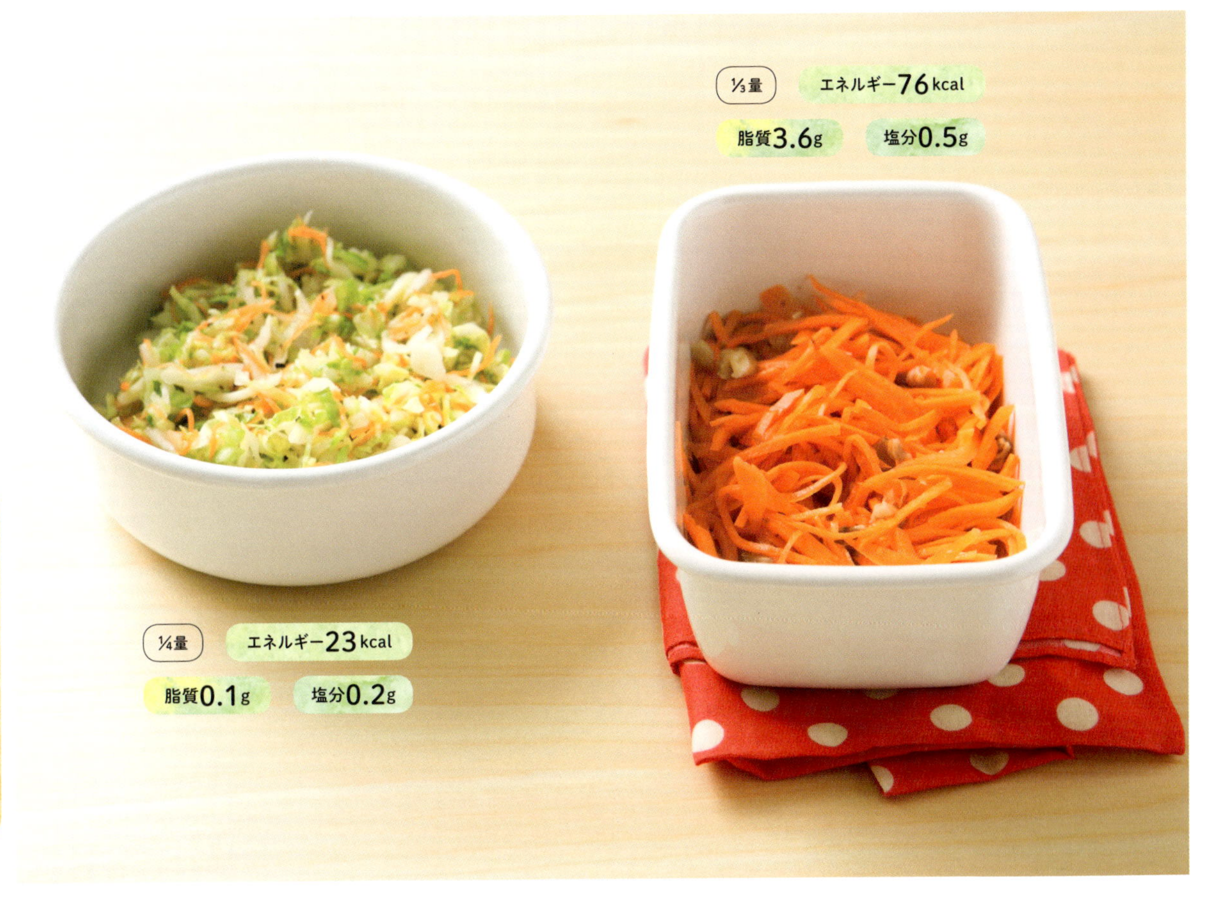

細めに刻んで繊維をできるだけ細かくします

コールスローサラダ

材料（作りやすい分量）

- キャベツ（細いせん切り）……⅙個（140g）
- にんじん（細いせん切り）……¼本（35g）
- 玉ねぎ（薄切り）……¼個
- 塩……少量
- A ワインビネガー（または酢）……大さじ1
- A はちみつ……小さじ1
- A 粗びき黒こしょう……少量

作り方

1 キャベツとにんじん、玉ねぎを合わせて塩をふり、しんなりするまでもんで水けをしぼる。

2 1を合わせたAであえる。

Point 油を使わないかわりに、はちみつの甘みを加えて風味をアップ。冷蔵庫で1週間保存可能。

カリッと香ばしいくるみが食感のアクセントに

キャロットラペ

材料（作りやすい分量）

- にんじん……1本（150g）
- くるみ……15g
- A レモン汁、はちみつ……各大さじ1
- A 白ワインビネガー（または酢）……小さじ2
- A 塩……小さじ¼

作り方

1 にんじんは斜め薄切りにしてからせん切りにする。くるみはフライパンで香ばしくなるまで弱火でからいりし、刻む。

2 1を合わせ、Aであえる。

Point にんじんは繊維を断つように、斜め薄切りにしてからせん切りに。好みでレーズンやクミンシード、ノンオイルのツナを加えるのもおすすめです。冷蔵庫で1週間保存可能。

肉や魚料理のつけ合わせにぴったり

ミックスピクルス

材料（作りやすい分量）

にんじん……½本（75g）
きゅうり……1本（100g）
セロリ……½本（60g）
パプリカ（赤・黄）……合わせて½個（75g）
A 酢、白ワイン……各¾カップ
　砂糖……大さじ3
　塩……小さじ2
　ローリエ……3枚
　粒黒こしょう……大さじ1

作り方

1 鍋にAを合わせ、ひと煮立ちさせてから冷ます。
2 野菜はそれぞれ棒状に切り、1に漬け、ひと晩以上おく。

Point ピクルス液を一度煮立てることで酸味もマイルドに。食感がよく、食事にメリハリがつきます。冷蔵庫で1か月保存可能。

半日ほどで味がしみます。冷やしてもおいしい

野菜のだし漬け

材料（作りやすい分量）

かぼちゃ……正味100g
ピーマン……2個（60g）
なす……2本（140g）
塩……少量
A めんつゆ（ストレート）……1カップ
　しょうが（薄切り）……2枚

作り方

1 かぼちゃは皮をところどころむいてひと口大のくし形に切る。耐熱皿にのせ、ふんわりとラップをして2分加熱する。ピーマンは4つ割りにしてから横半分、なすは縞目に皮をむき、縦半分に切ってから横に6等分に切る。
2 フッ素樹脂加工のフライパンにかぼちゃ、ピーマンを並べ、中火でこんがりするまで焼く。なすは塩をふり、水けをとって同様にフライパンで焼く。
3 Aを合わせ、2を熱いうちに漬け、半日ほどおく。

Point 油のコクがないぶん、しっかりとだしの効いためんつゆを使って満足感のある味わいに仕上げます。冷蔵庫で3～4日保存可能。

¼量
エネルギー48kcal
脂質0.2g
塩分0.3g
⅓量
エネルギー34kcal
脂質0.2g
塩分0.4g

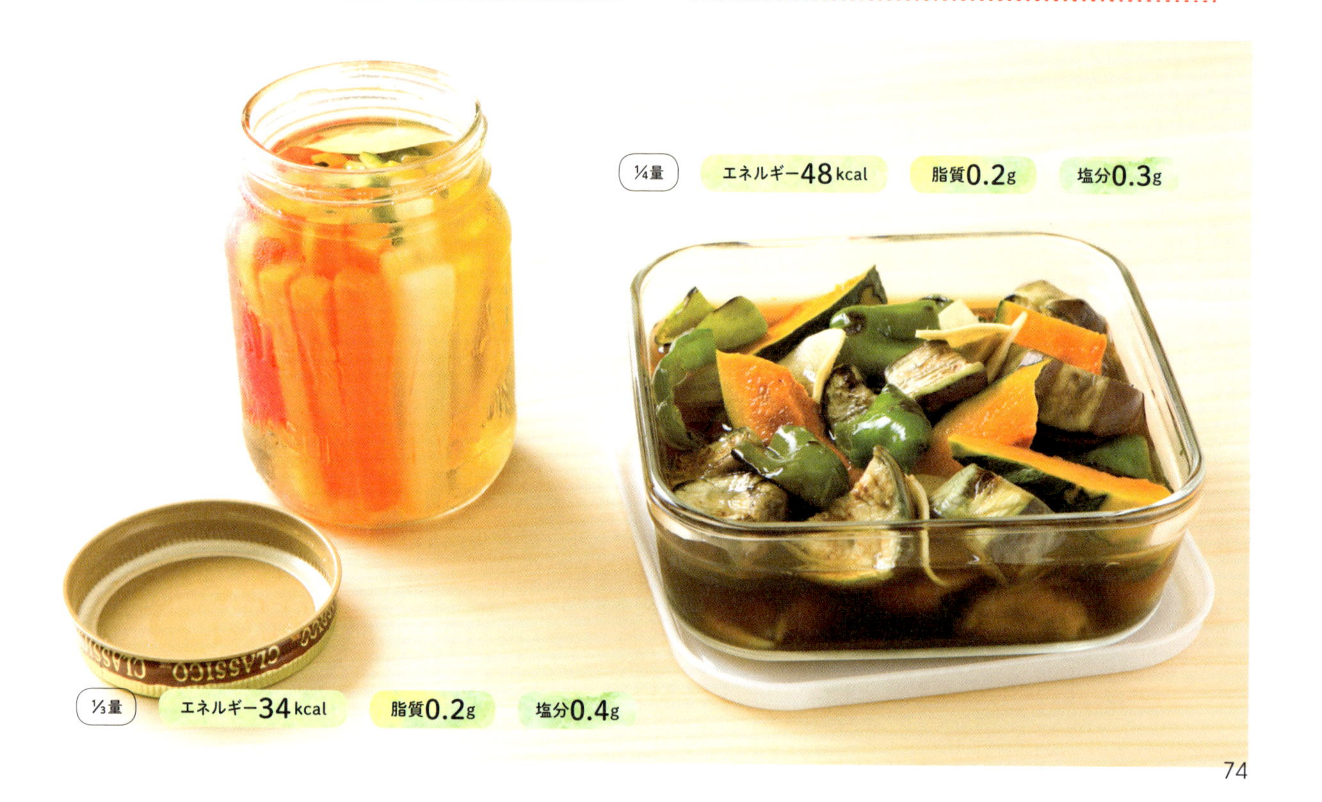

1個分
エネルギー85kcal
脂質5.7g
塩分0.4g
1/10量
エネルギー18kcal
脂質0.8g
塩分0.3g

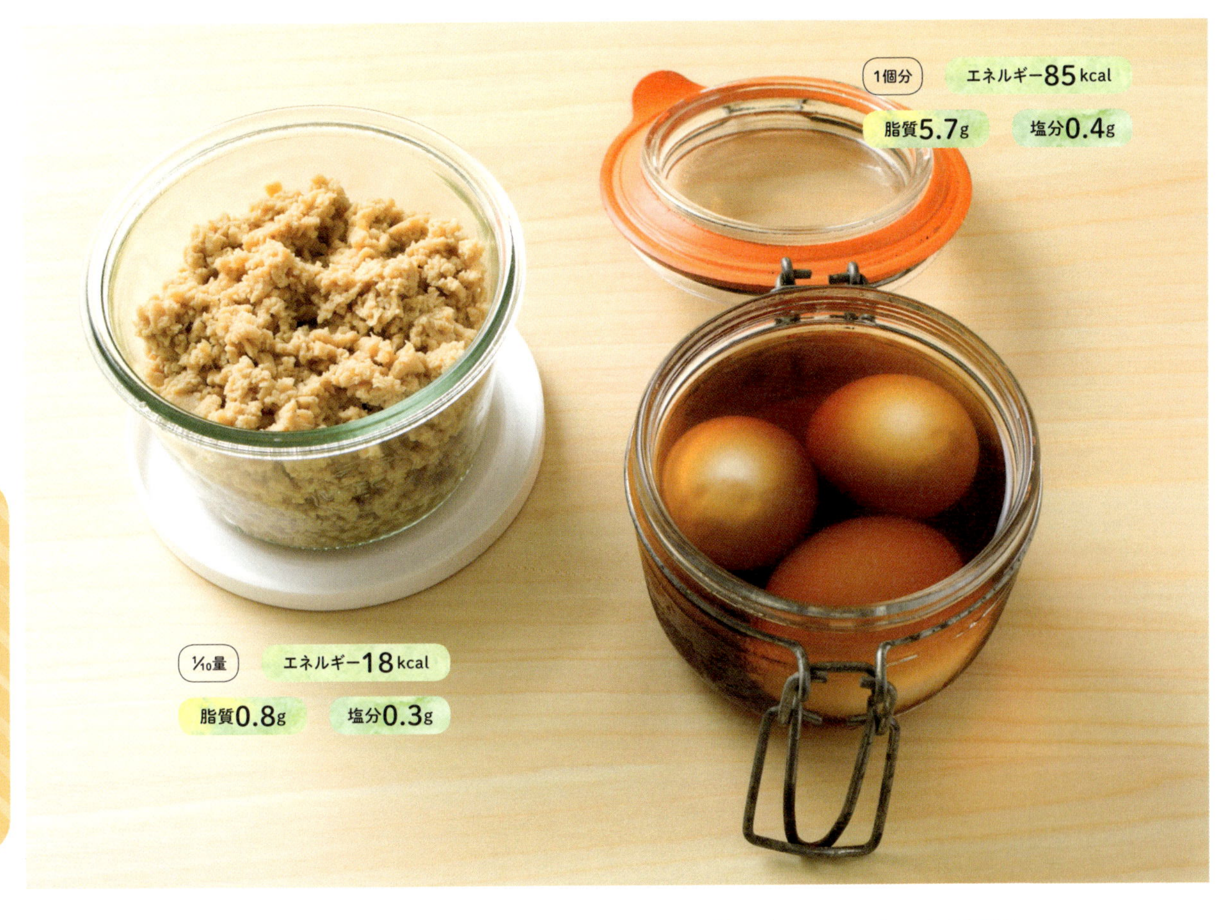

おいしい煮汁がジュワッとしみ出る

高野豆腐のそぼろ風

材料（作りやすい分量）

高野豆腐……2～3枚（50～60g）

A
- だし汁……½カップ
- しょうゆ……大さじ1と½
- みそ、砂糖、みりん……各大さじ1
- しょうがのしぼり汁……1かけ分

作り方

1 高野豆腐は水につけてもどし、フードプロセッサーで細かくするか、みじん切りにする。

2 鍋に1とAを入れて煮立て、中火で汁けをとばすように炒め煮にする。

Point 脂肪の多いひき肉のかわりに、高野豆腐をそぼろ風に。ごはんにのせる、そうめんとあえる、卵焼きに加えるなど、使い方もいろいろです。冷蔵庫で3～4日保存可能。

だしの効いためんつゆでお手軽に

ゆで卵のめんつゆ漬け

材料（作りやすい分量）

卵……3個

A
- めんつゆ（2倍濃縮）……80mℓ
- みりん……大さじ2

作り方

1 鍋に湯を沸かし、卵を入れて6分ゆでる（卵はあらかじめお尻側に軽くヒビを入れてからゆでるとむきやすい）。すぐ冷水にとって冷まし、水の中で殻をむく。

2 合わせたAに漬けてひと晩以上おく。

Point 栄養豊富な卵はおすすめ食材のひとつ。お弁当のおかずにもぴったりですが、その場合はややかためにゆでましょう。残った漬けだれは、煮ものなどに利用できます。冷蔵庫で3～4日保存可能。

料理の幅が広がる たれ・ソース

市販のドレッシングやたれには、意外と油分が多く含まれているもの。自家製のたれ・ソースならノンオイルで安心です。

1日たつと味がなじんでとろりとします

玉ねぎソース

1回分 エネルギー17kcal 脂質0g 塩分0.6g

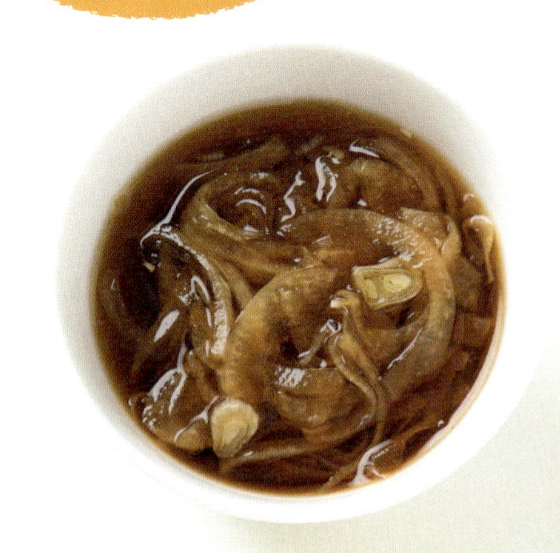

材料（作りやすい分量）

- 玉ねぎ……2個（400g）
- A
  - しょうゆ、酒、みりん……各½カップ
  - 酢……¾カップ
  - 砂糖……大さじ3
  - 塩……小さじ2

作り方

1. 玉ねぎは横に薄切りにする。
2. 鍋にAをひと煮立ちさせてから冷まし、玉ねぎを漬け、ひと晩以上おく。

Point 冷ややっこ、ゆで豚、そうめんのたれなどに。冷蔵庫で1週間保存可能。

ごまのプチプチもアクセントに

中華風ねぎソース

1回分 エネルギー16kcal 脂質0.5g 塩分1.0g

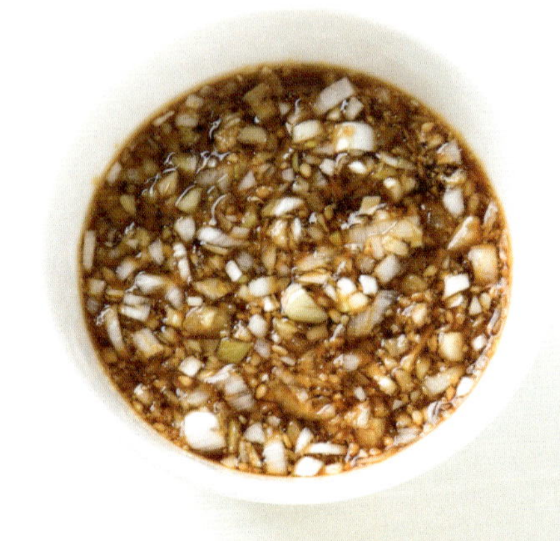

材料（作りやすい分量）

- 長ねぎ（みじん切り）……5cm（15g）
- しょうが（みじん切り）……少量
- にんにく（みじん切り）……少量
- 白いりごま……大さじ1
- しょうゆ……大さじ4
- 酢……大さじ2
- 砂糖……大さじ1
- 酒……小さじ1

作り方

すべての材料を合わせてよく混ぜる。

Point 蒸しなす、トマト、鶏肉のソテーなどに。冷蔵庫で1週間保存可能。

練りごま入りでコクのある味わい

ごまみそ

1回分 エネルギー46kcal 脂質1.7g 塩分1.1g

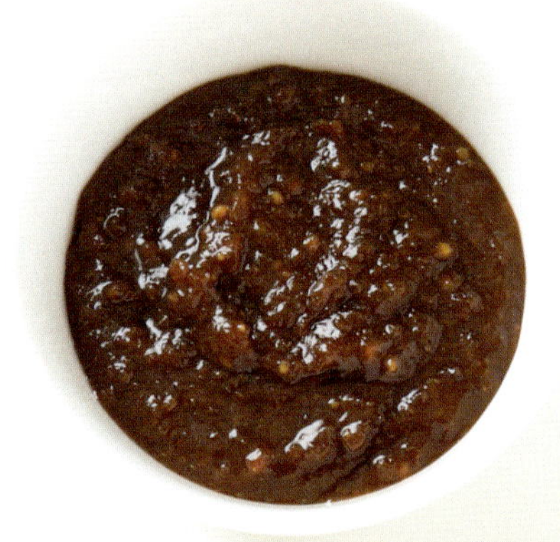

材料（作りやすい分量）

- みそ……100g
- 砂糖……大さじ4
- 白練りごま……大さじ1～2
- 酒、みりん……各大さじ1

作り方

すべての材料を合わせてよく混ぜ、耐熱容器に入れ、ふんわりとラップをかけて電子レンジで1分加熱する。一度取り出して混ぜ、さらに30秒加熱する。

Point ゆで野菜、おにぎり、鶏肉のグリルなどに。冷蔵庫で1か月保存可能。

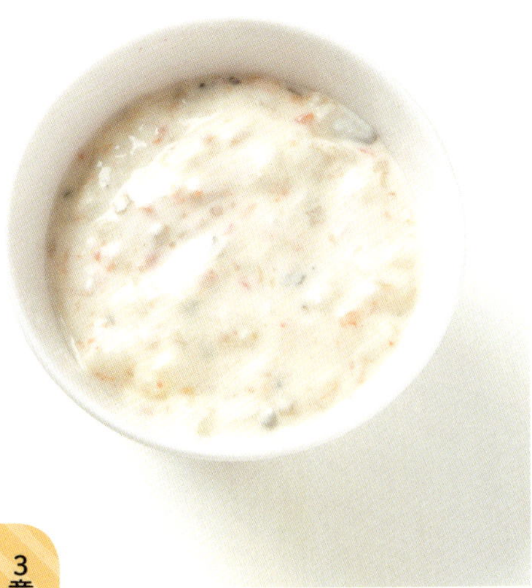

具材感のあるソースは満足感あり

ヨーグルトタルタルソース

1回分　エネルギー11kcal　脂質0.7g　塩分0.2g

材料（作りやすい分量）

プレーンヨーグルト（無糖）……½カップ
玉ねぎ（みじん切り）……大さじ2
ミックスピクルス（→P74参照・みじん切り）……大さじ2
低脂肪マヨネーズ……大さじ1
おろしにんにく……¼片分
塩……少量

作り方

すべての材料を合わせてよく混ぜる。

Point　ゆで鶏、魚のソテー、サンドイッチなどに。冷蔵庫で1週間保存可能。

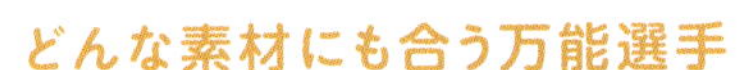

どんな素材にも合う万能選手

どんぶりのたれ

1回分　エネルギー40kcal　脂質0g　塩分1.1g

材料（作りやすい分量）

しょうゆ、酒、みりん……各½カップ
砂糖……30g
にんにく（薄切り）……2枚
白いりごま……少量

作り方

鍋にすべての材料を入れてひと煮立ちさせ、弱火でとろりとするまで煮つめる。

Point　炒めものの調味に、ソテーのソースなどに。フライパンミートローフ（→P69参照）のたれとしても使用。冷蔵庫で1か月保存可能。

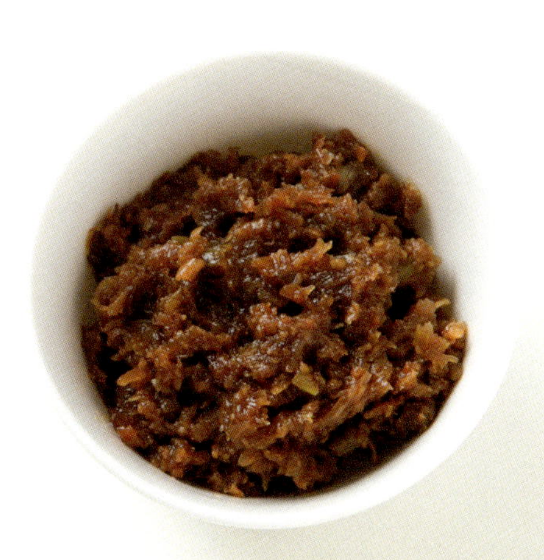

レンジ加熱で長ねぎの甘みを引き出して

ねぎみそ

1回分　エネルギー30kcal　脂質0.4g　塩分0.9g

材料（作りやすい分量）

みそ……100g
砂糖……大さじ4
酒、みりん……各大さじ1
長ねぎ（みじん切り）……1本
削り節……1袋（3g）

作り方

すべての材料を合わせてよく混ぜ、耐熱容器に入れ、ふんわりとラップをかけて電子レンジで1分加熱する。一度取り出して混ぜ、さらに1分加熱する。

Point　焼きおにぎり、肉や魚のソテー、野菜のグリルなどに。冷蔵庫で1か月保存可能。

カンタン、安心
お弁当

外食や市販のお弁当・お惣菜に
頼ると、どうしても高脂肪になりがちです。
味つけ保存や作りおきを組み合わせれば
忙しい朝でも、手早く、充実のお弁当に。

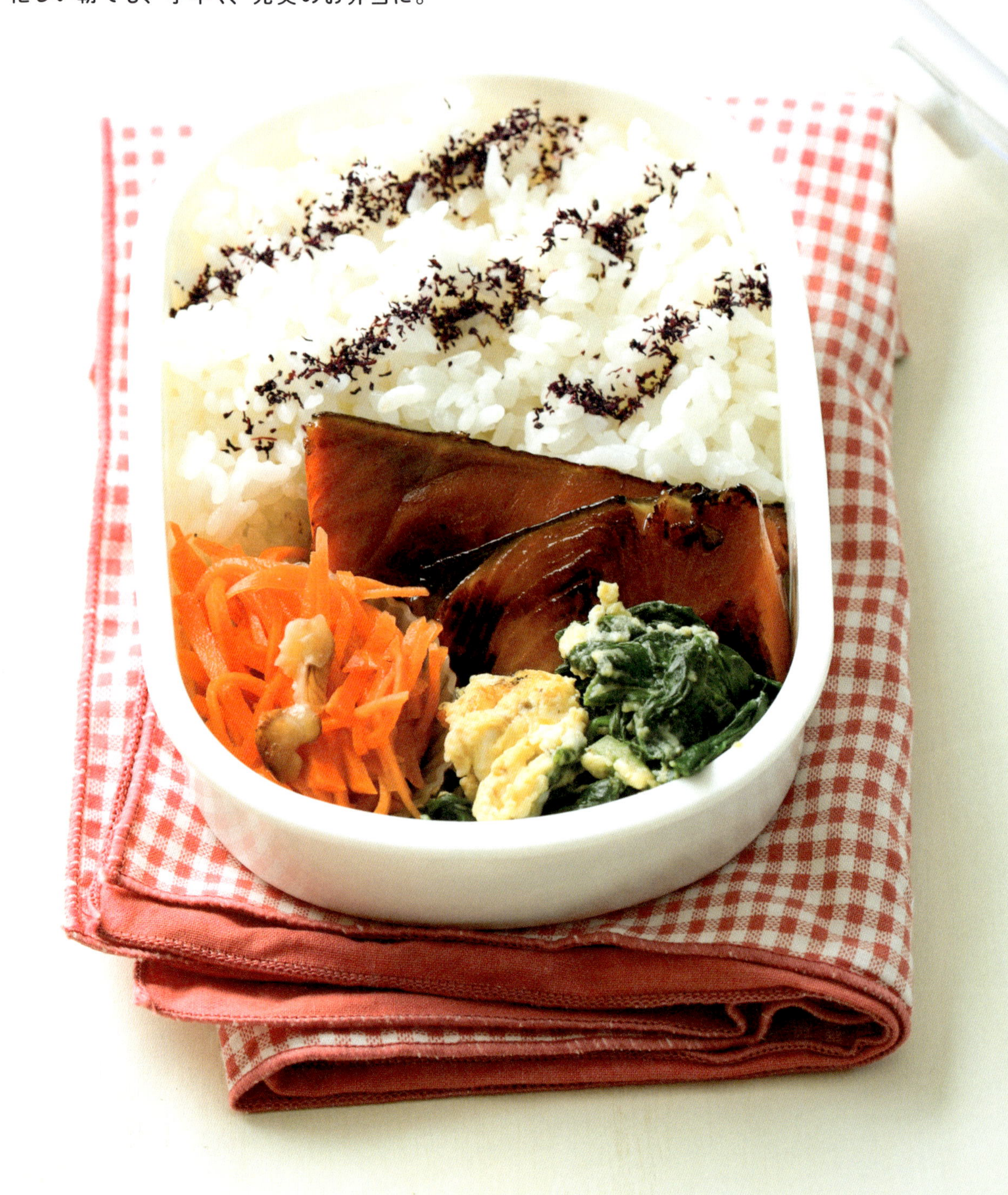

サケはしっかり味をつけておけば朝は焼くだけ。
さっと火の通る卵炒めと合わせます

サケの幽庵焼き弁当

1人分　エネルギー492kcal　脂質9.2g　塩分2.8g

ほうれん草の卵炒め

材料（1人分）

ほうれん草	¼束（50g）
溶き卵	½個分
調製豆乳	小さじ2
塩、こしょう	各少量

作り方

1 ほうれん草は3cm長さに切る。卵に豆乳、塩少量（分量外）を加えて混ぜる。
2 フッ素樹脂加工のフライパンを熱してほうれん草を広げ、塩、こしょうをふる。卵をまわし入れ、ゴムべらでまわりからたたむようにして焼く。

point
卵炒めは、卵に豆乳を加えることでぐっとコクが出て、食べごたえがアップします。

サケの幽庵焼き

（→P66参照）

サケ1切れを魚焼きグリルでこんがり焼き、半分に切る。

キャロットラペ

（→P73参照）…20g

ごはん

ごはん茶碗1杯分（150g）に、ゆかり少量をふる。

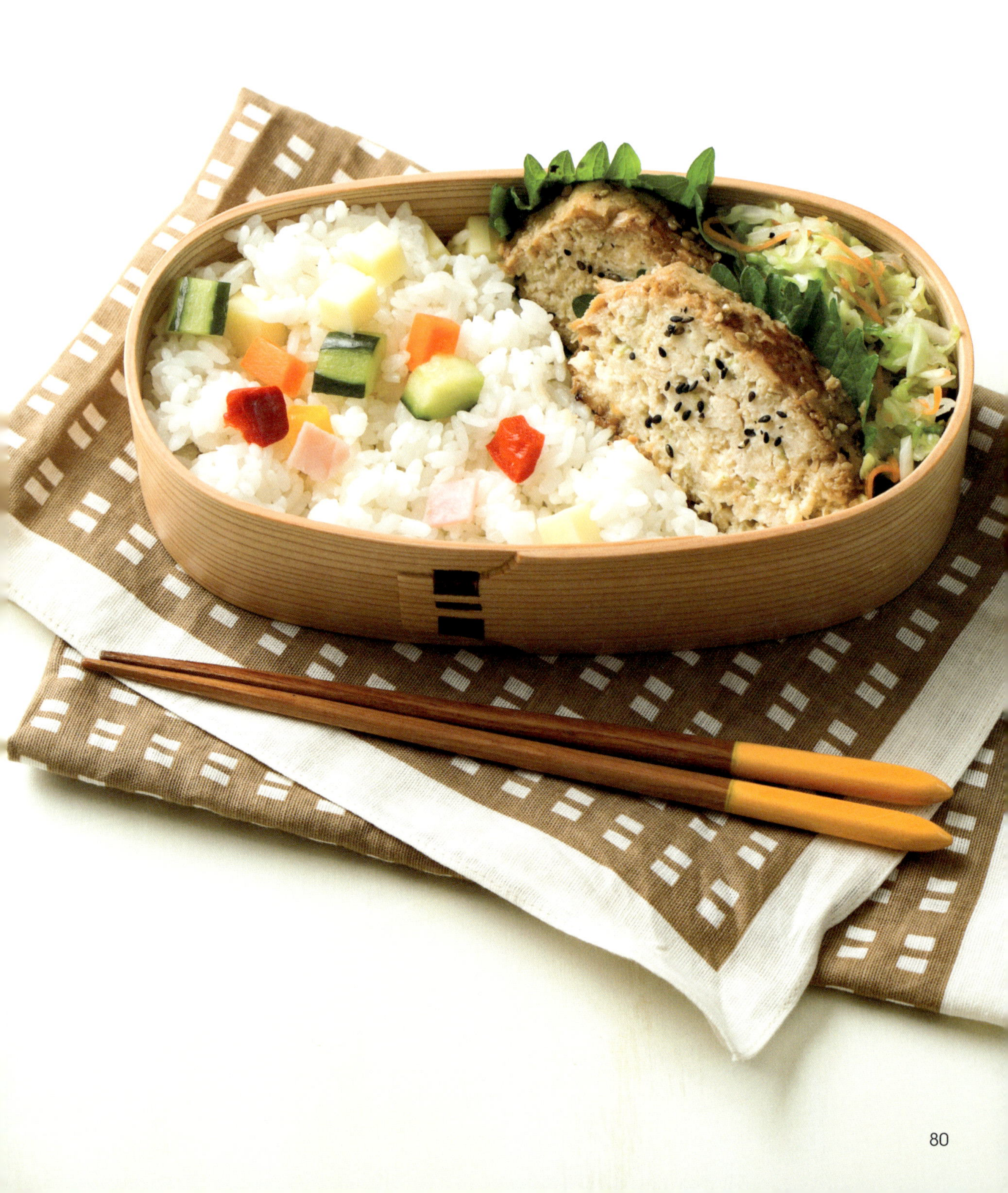

ピクルスはごはんに混ぜてもおいしい。
チーズでコクもアップします

洋風ちらし弁当

1人分　エネルギー394kcal　脂質7.2g　塩分2.5g

洋風ちらしずし

材料（1人分）

ごはん	茶碗1杯分（150g）
すし酢	大さじ1
ミックスピクルス（→P74参照）	20g
プロセスチーズ	20g
ももハム	1枚

作り方

1 ピクルス、チーズ、ハムは5mm角に切る。
2 温かいごはんにすし酢と1を混ぜる。

point
ピクルスの酸味がほどよいアクセントに。ハムは比較的脂肪の少ないももハムを使います。体調のすぐれないときはさっと湯通ししても。青じそ2枚を仕切りに使います。

フライパンミートローフ

（→P69参照）

¼量を温め直し、食べやすく切って黒いりごま少量をふる。

コールスローサラダ

（→P73参照）…¼量

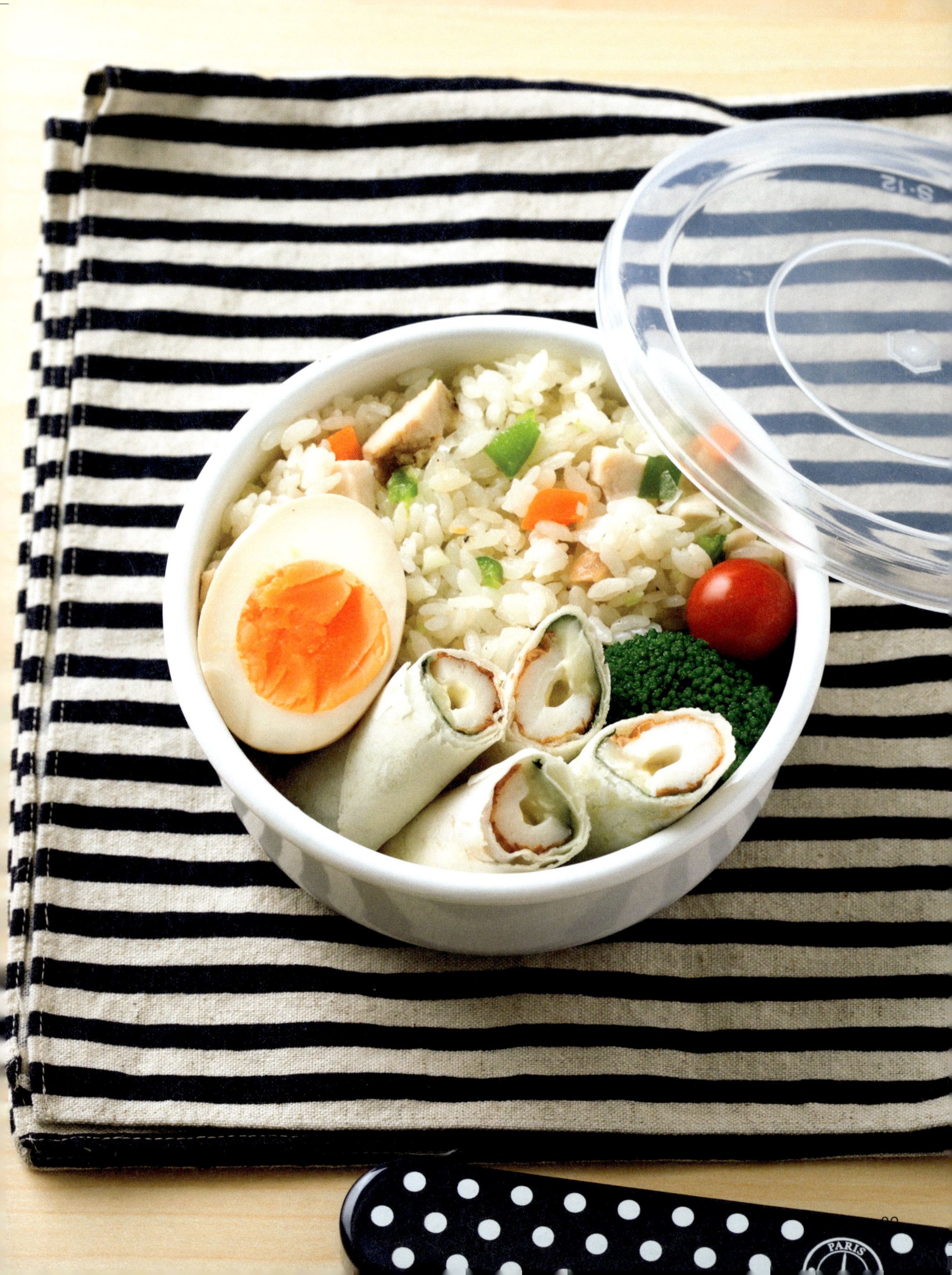
PARIS

電子レンジとトースターでスピード調理。
あとは作りおきおかずを詰めれば、火を使わずに完成です!

レンジチャーハン弁当

1人分　エネルギー483kcal　脂質10.5g　塩分4.5g

レンジチャーハン

材料（1人分）

ごはん……茶碗1杯分（150g）
レンジで鶏チャーシュー（→P68参照）……3枚（60g）
長ねぎ（みじん切り）……3cm（10g）
ゆでにんじん（→P54参照）……1cm
ピーマン……¼個（10g）
A しょうゆ……小さじ2
　酒……小さじ1
　中華スープの素……小さじ¼
塩、粗びき黒こしょう……各少量

作り方

1 チャーシュー、にんじん、ピーマンはそれぞれ7mm角に切る。
2 耐熱ボウルに1、長ねぎ、Aを入れて混ぜ、ふんわりとラップをして電子レンジで30秒ほど加熱する。一度取り出して全体を混ぜ、ごはんを加え混ぜ、さらに30秒ほど加熱する。塩、黒こしょうで味をととのえる。

Point
電子レンジを使うから、チャーハンも油いらずで完成。しっかり味のついたチャーシューを使えば、満足感のある味わいになります。

ゆで卵のめんつゆ漬け

(→P75参照)…½個分

ちくわとチーズの焼き春巻き(→P28参照)

春巻き2本はそれぞれ半分に切る。

ゆでブロッコリー

(→P54参照)…1房

プチトマト

1個

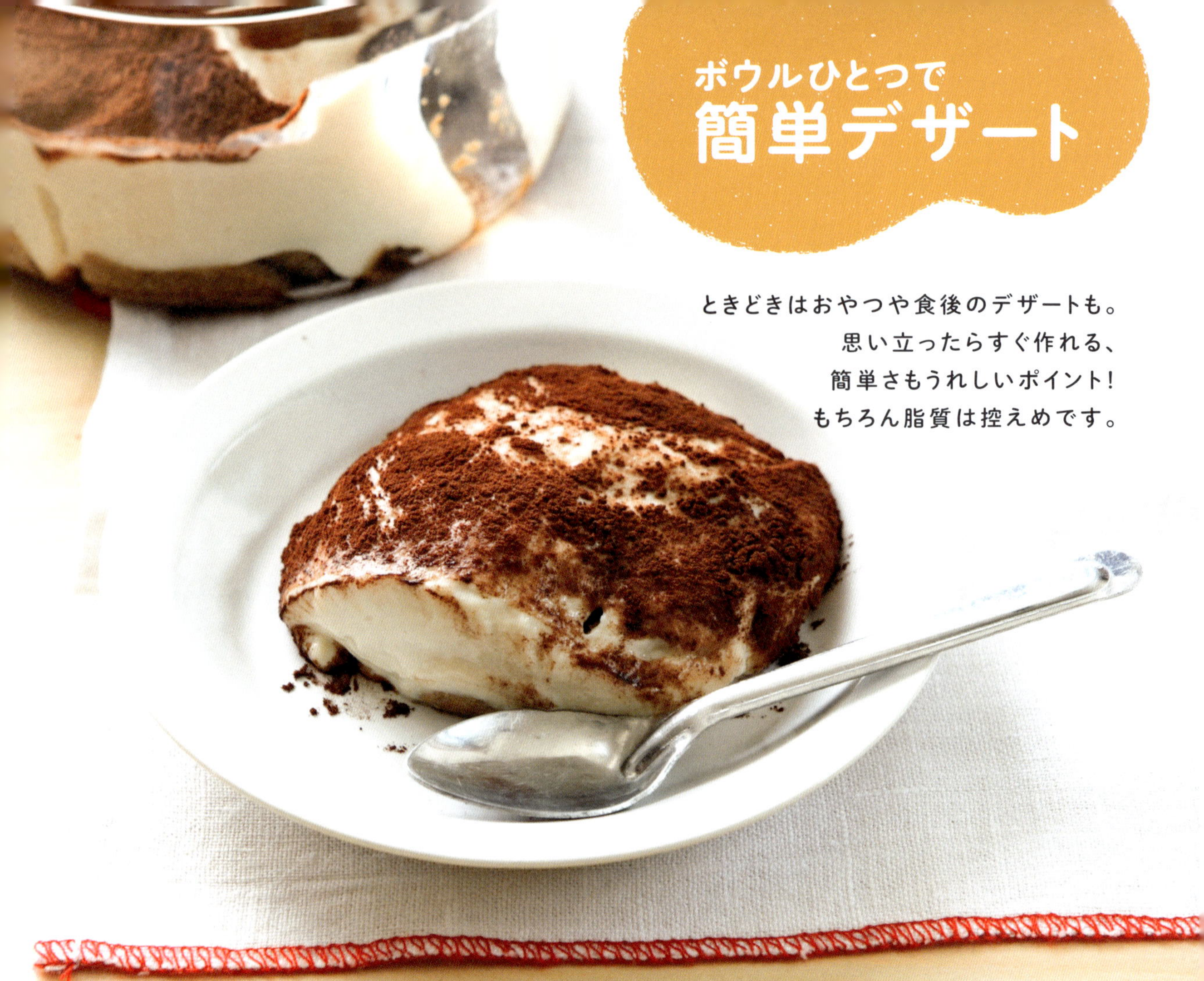

ボウルひとつで 簡単デザート

ときどきはおやつや食後のデザートも。
思い立ったらすぐ作れる、
簡単さもうれしいポイント！
もちろん脂質は控えめです。

なめらかなクリームは、なんとお豆腐！

豆腐ティラミス

1/5量　エネルギー145kcal　脂質3.3g　塩分0.1g

材料（作りやすい分量・直径13cm×高さ6cmの容器1個分）

- 絹ごし豆腐……1丁（400g）
- A｜砂糖、メープルシロップ……各大さじ2
- フィンガービスケット（市販）……8本
- B｜インスタントコーヒー（粉末）、湯、砂糖……各大さじ2
- 　｜コーヒーリキュール……大さじ1と1/3
- ココアパウダー……適量

point
高脂肪の生クリームやマスカルポーネチーズのかわりに、甘みをプラスした豆腐を使いました。メープルシロップの香りで、ぐっとスイーツらしくなります。

作り方

1 豆腐はざっくりとくずして耐熱ボウルに入れ、電子レンジで5分ほど加熱し、ざるに上げて水けをきる。冷めたらボウルに戻し入れ、Aを加え、泡立て器でなめらかに混ぜる。
2 器にフィンガービスケットを並べ、合わせたBをかける。1をのせて冷蔵庫で冷やし、ココアパウダーをたっぷりとふる。

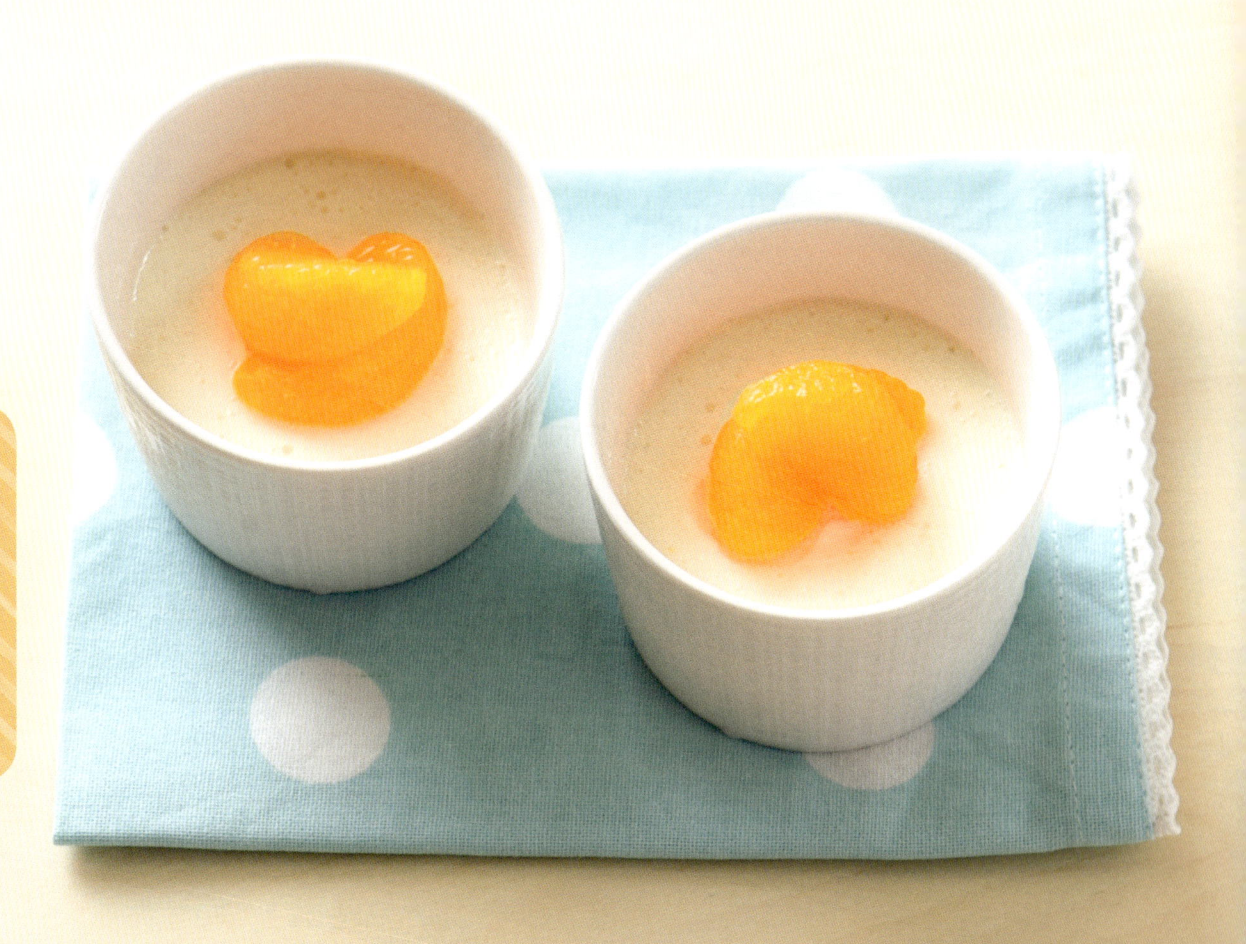

レンジで１分！　あとはぐるぐる混ぜて冷やすだけ

ヨーグルトとマシュマロのムース

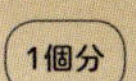

エネルギー141 kcal　脂質1.3g　塩分0g

材料（約２個分）

プレーンヨーグルト（無糖）	¼カップ
マシュマロ	60g
無調整豆乳	¼カップ
みかん缶	50g

point
生クリームを使わず、ヨーグルト＋豆乳で脂質を大幅にカット。マシュマロがゼラチンがわりになって、ほどよくかたまります。みかんのほか、パイナップルや桃の缶詰などもよく合います。

作り方

1. 耐熱ボウルに豆乳、マシュマロを入れ、ふんわりとラップをして電子レンジで１分ほど加熱し、スプーンなどでよく混ぜ、マシュマロを溶かす。
2. ヨーグルトを加え、さらによく混ぜる。飾り用に４粒を残してみかんを混ぜ、冷蔵庫で30分ほど冷やしかためる。取り分けておいたみかんを飾る。

ほろ苦い大人味。仕上げにふったコーヒーがアクセントに

コーヒー風味のパンナコッタ

1個分 エネルギー237kcal 脂質12.3g 塩分0g

材料（約2個分）

- 無調整豆乳……1カップ
- 豆乳入りホイップ（→P16参照）……¼カップ
- 砂糖……40g
- 粉ゼラチン……5g
- A インスタントコーヒー（粉末）……大さじ1
- 　湯……大さじ2

Point
乳脂肪分の多い生クリームは控えめにしたい食材のひとつ。クローン病患者には乳糖不耐症の人も多いので、乳製品不使用の豆乳入りホイップを使うと安心です。

作り方

1. ゼラチンは水大さじ3にふり入れてふやかす。
2. 耐熱ボウルに豆乳、豆乳入りホイップ、砂糖、Aを入れて混ぜ、ふんわりとラップをして電子レンジで3〜4分加熱する。さらによく混ぜ、1を加えて余熱で溶かす。
3. 粗熱がとれたら再びよく混ぜ、器に流し入れ、冷蔵庫で冷やしかためる。インスタントコーヒー少量（分量外）をふる。

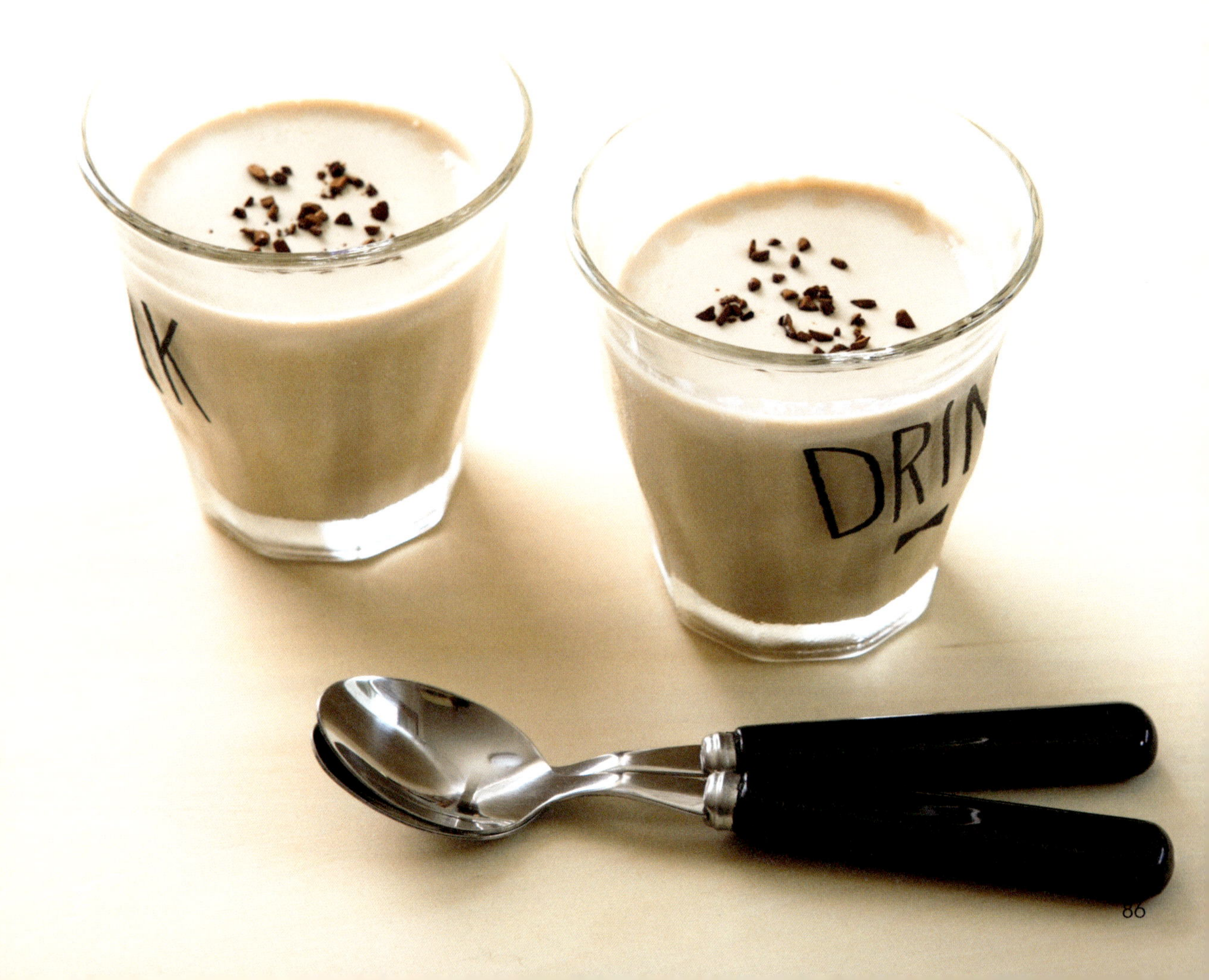

昔なつかしい、ホッとする味わい

レンジでカップ蒸しパン

1個分 エネルギー172kcal 脂質3.4g 塩分0.3g

材料（約2個分）

薄力粉	大さじ3
砂糖	大さじ2
ベーキングパウダー	小さじ½
卵	1個
無調整豆乳	大さじ2
ラムレーズン	大さじ1
シナモンパウダー	少量

Point
油やバターを使わずにできるカップケーキ。小腹がすいたときにもおすすめです。加熱時間はカップの大きさによっても前後するので、様子を見ながら加減してください。

作り方

1 耐熱ボウルに薄力粉、砂糖、ベーキングパウダーを入れてフォークでよく混ぜる。豆乳、卵を加え、さらに混ぜ、シナモン、ラムレーズンを加えて混ぜる。
2 カップの6分目くらいまで1を入れ、電子レンジで1分30秒～2分ほど加熱する。

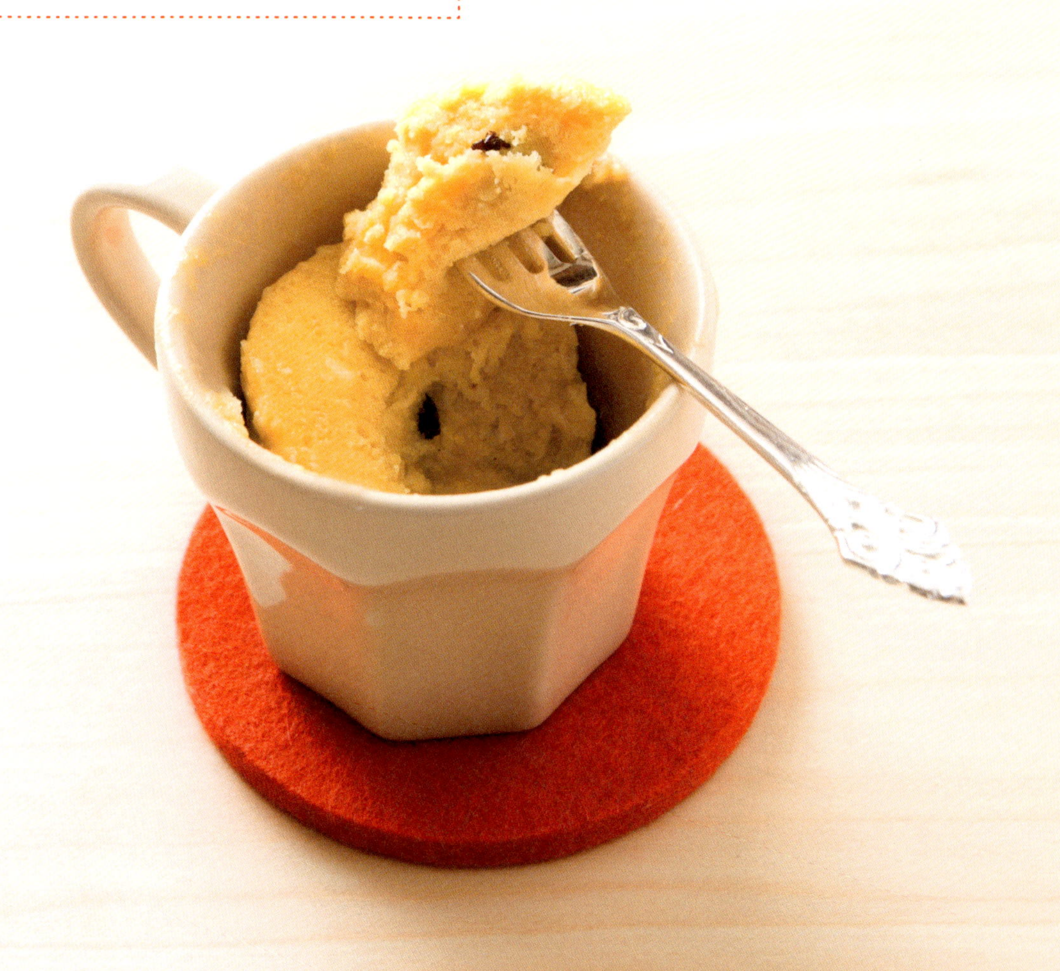

先生、教えて！

クローン病・潰瘍性大腸炎

なんでもQ&A

患者さんの疑問や不安にくわしくお答えします。

Q 今まで食べてきたものが原因ですか？遺伝でしょうか？

A クローン病も潰瘍性大腸炎も、まだはっきりとした原因は特定されていません。消化器官の病気なので、食べ物との関係が疑われやすいのですが、これも因果関係は明らかではありません。まれに体質が似ることはありますが、遺伝疾患でないことはわかっています。細菌やウイルス感染、免疫系異常など、要因がいくつも重なって起こるのではないかという説もありますが、はっきりとはわかっていないのが現状です。

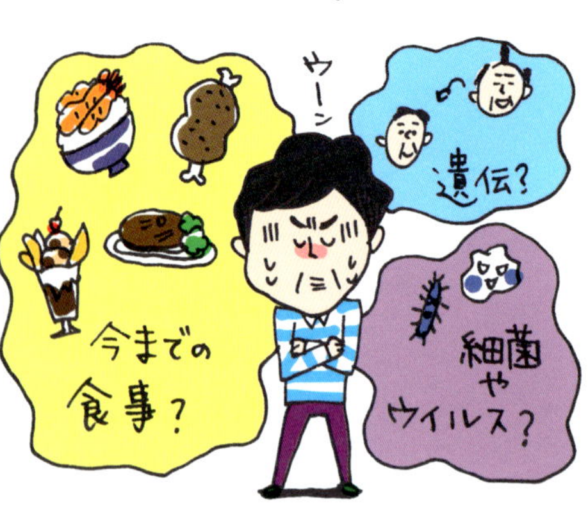

Q 薬で治るのでしょうか。手術が必要になる場合はありますか？

A 昨今の内科治療の進歩で、長期入院したり手術するケースは減ってきました。早い段階でクローン病または潰瘍性大腸炎と診断がつき、薬を投与することで、かなり症状をおさえられるケースが増えています。ただし、炎症が長期間にわたって続き、腸が極端に細くなったり、腸に穴があいてしまった場合や、薬による改善が見られない場合、がんの併発が疑われる場合などには手術になることもあります。

Q がんになりやすいというのは本当ですか？

A かつては潰瘍性大腸炎の方は、大腸がんになりやすいといわれていました。クローン病も障害されている部分を中心にがん化しやすいのは事実です。ただし、現在は治療も進み、がんのかかりやすさは「一般の人よりやや多い」くらいまで減ってきました。クローン病や潰瘍性大腸炎でも、大腸がんにかからない人のほうが圧倒的に多い状況です。とはいえ油断はせず、定期的に大腸内視鏡等の検査を受けることをおすすめします。

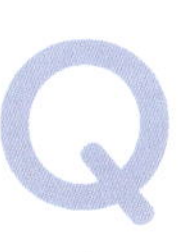

Q 妊娠・出産は大丈夫でしょうか？投薬中の授乳にも不安があります…

A 病状が落ち着いている寛解期であれば問題ありません。再燃期は、病状の悪化や流産につながる可能性がゼロではないので、主治医によく相談しましょう。以前は、投薬中の妊娠・授乳はやめておいたほうがよいといわれていましたが、現在は、必要な薬のほとんどが妊娠中も継続可能です。勝手に中止するほうがリスクになることもあるので、自己判断で薬をやめるのは避けましょう。

Q 症状が落ち着いても検査や服薬は必要ですか？

A 症状が落ち着いているからと自己判断で通院をやめてしまうのは危険です。自覚症状がなくなっても、内視鏡で見ると炎症が強い状態のまま、ということや、再燃することもありますので、必ず定期的に医師の診察を受けるようにしましょう。検査結果は、治療内容や薬の変更・中止を判断するための重要な情報になります。診察を受け、食事療法や薬物療法を続け、規則正しい生活をすることで、寛解状態の維持に努めましょう。

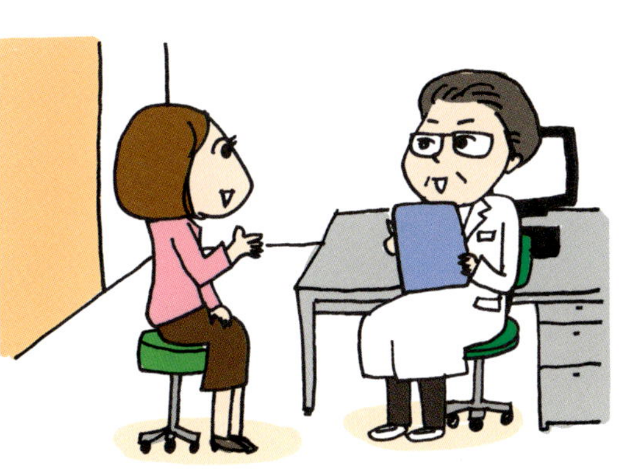

Q 再燃しやすいのはどんな人ですか？

A 若い時期に発症した方で、小腸に病変を持ち、深い潰瘍があると治りにくく、再燃することが多いといわれています。その場合、治療も最初から積極的治療になるケースが多いようです。また、生活環境の変化などが再燃のきっかけになることもあります。

Q 子どもの場合、注意すべきことはありますか？

A 早期に適切な治療を受け、症状をコントロールすることが大切です。学校生活において、できるだけほかの子どもたちと同じように食事や運動ができるよう、学校の先生ともよく相談しておきましょう。家庭では、成長に必要な栄養をしっかりとれる、バランスのよい食事を心がけるとよいでしょう。

Q 病気とつきあいながら働けるのか不安です…

A 治療法が進歩した昨今では、病気のために仕事ができなくなったという人は20年ほど前に比べると劇的に減っています。クローン病・潰瘍性大腸炎の医師もいますし、宇宙飛行士や大統領もいるくらいです。困難なこともあるかもしれませんが、悲観せず、周囲の理解を得ながら自分に合った働き方を見つけましょう。

Q 油・脂はすべてダメなのでしょうか。まったくとらないほうがいいですか？

A 脂肪や油を構成する脂肪酸のうち、n-3系脂肪酸（オメガ3）には、炎症をおさえる作用があるといわれています。しそ油、えごま油、亜麻仁油などに含まれるα-リノレン酸や、青魚に多く含まれるDHA・EPAがこのn-3系脂肪酸に分類されるので、肉類よりもハマチやイワシ、ブリ、サンマ、サバ、マグロなどの魚介をとるようにするのがおすすめです。体に合う食品・合わない食品は個人差も大きいので、少しずつ様子を見ながら取り入れるといいでしょう。

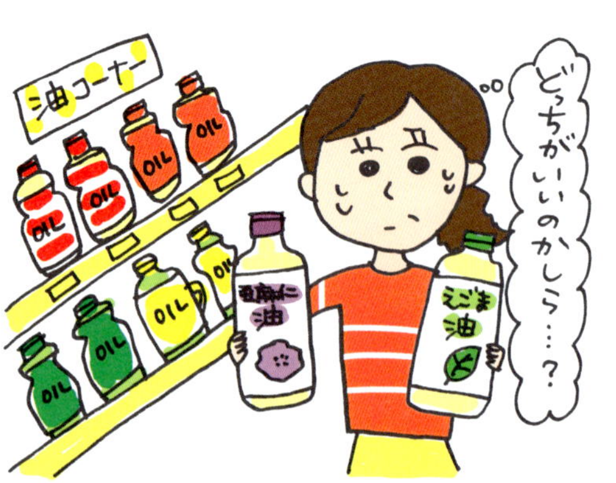

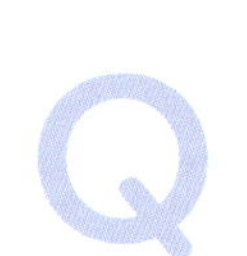

Q 食物繊維を減らすと便秘になりそうで心配です。

A 体調がよくないときや狭窄（きょうさく）がある場合は、特に消化されにくい不溶性食物繊維（→P13参照）は避けるようにします。一方で、水溶性食物繊維は、便中の水分を吸収して下痢の症状を軽くし、胆汁酸を吸収して便を形づくるのに役立つため、病状が落ち着いているときは適量をとるとよいでしょう。水溶性食物繊維はりんご、バナナ、桃などに多く含まれます。

Q かぜなどの場合、市販薬を服用しても大丈夫でしょうか？

A 薬の中には、胃腸に影響を与えるため、クローン病・潰瘍性大腸炎の方には適さないものもあります。市販薬を服用する場合は、購入前に医師や薬剤師に相談してください。疲れをためない、ストレスをためない、睡眠をしっかりとるなど、食事以外の面でも体調をコントロールするようにしたいですね。

Q クローン病と潰瘍性大腸炎の食事の違いはなんですか？

A クローン病では、再燃予防のため寛解期でも脂質を1日30g以下におさえることが推奨されます。たんぱく質のとりすぎにも気をつけ、1回の食事で1品程度が適正とされています。潰瘍性大腸炎では脂質やたんぱく質量に制限はなく、「日本人の食事摂取基準」に準じます。本書のP10～も参考にしてください。

Q 腸に刺激を与えないためには絶食したほうがいいでしょうか？

A 腸管に刺激を与えないようにすることは大切ですが、自己判断で絶食を続けると、腸の働きが弱まり、通常の食事がとれなくなってしまう場合もあります。治療の一環として、腸の安静を保つために絶食することはありますが、それ以外の場合はなるべく規則正しく食事をとるようにしたいものです。

乳製品はとってはダメですか？コーヒーやアルコールは…

A 乳製品は少しずつ試してみて、下痢や腹痛などの症状がなければとってもかまいません。ただし、脂質量には気をつけましょう。コーヒーのカフェインやお茶のタンニン、炭酸飲料の炭酸、お酒のアルコールは腸を刺激します。神経質になる必要はありませんが、体調がよくないときは控えめにしましょう。

Q

小腸を切除した人にはどんな食事がよいですか？

A 切除した部位や長さによっても、消化吸収の能力や栄養状態が異なります。たとえば、胆汁酸やビタミンB_{12}の吸収が行われる回腸末端を切除した場合は、ビタミンB_{12}欠乏症になりやすいといわれています。サンマやイワシ、鶏レバーなど、ビタミンB_{12}を多く含む食材を積極的にとるようにするとよいでしょう。

Q

自分に合った食べ物はどうやったら見つけられますか？

A その日に食べたものや、食事前後の体調を記録した「食事記録」をつけるのがおすすめです。自分が食べても大丈夫なもの・控えたほうがいいもの、どんな体調のときならなにをどれだけ食べられるか、がわかるようになります。

Q

制限が多いとストレス…食事療法を続ける自信がありません。

A 自分の体調をきちんと把握し、体調がいいときには制限をゆるめてあげてもいいでしょう。たとえば体調のいいときは豚肉で作り、体調の悪いときは少量の鶏肉にかえるなど、体調に合わせてレシピをアレンジしてみてもいいですね。自分にご褒美をあげたり、好きなものを食べる日を設けるのもひとつの方法です。食べすぎてしまっても自分を責めず、また次の食事から調整するようにすればいいのです。無理なく続けられる方法を探してみましょう。

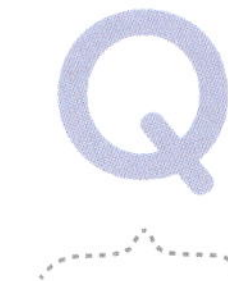

外食ではどんなことに気をつけたらいいですか？

A 毎日の暮らしの中では、外食をしたり、コンビニや惣菜店のお弁当に頼ることもあるでしょう。炎症があるときは極力避けつつ、外食はできるだけ1日1回までにしたいところです。ポイントは、栄養成分表示のあるお店・メニューを選ぶこと。マヨネーズやドレッシングは、自分で選べるときは使わない・ノンオイルのものにする、といった工夫でも脂質を減らせます。比較的安心なメニューとしては、うどん類（かけ、月見、力）、鉄火丼、サケや梅のおにぎり、すし（マグロ、ホタテ、サーモン、卵）、焼き鳥（レバー、つくね）など。コンビニや惣菜店では、パンよりもおにぎりや和風弁当などを選ぶようにします。

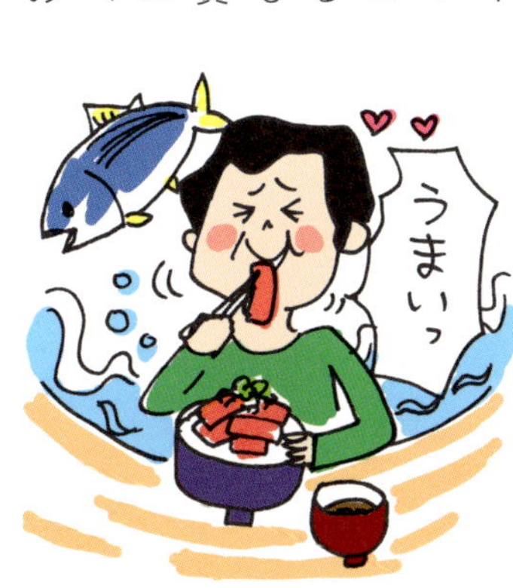

栄養成分値一覧

- 文部科学省『日本食品標準成分表2015年版（七訂）』にもとづいて算出しています。
  同書に記載のない食品は、それに近い食品（代用品）の数値で算出しました。
- 栄養成分値は1人分（1回分）あたりの値です。
- 市販品はメーカーから公表された成分値のみ合計しています。

料理名	掲載（ページ）	エネルギー（kcal）	たんぱく質（g）	脂質（g）	炭水化物（g）	食物繊維総量（g）	カリウム（mg）	カルシウム（mg）	鉄（mg）	ビタミンA（レチノール活性当量）（μg）	ビタミンB1（mg）	ビタミンB2（mg）	ビタミンC（mg）	食塩相当量（g）
“こってり”がうれしい														
しっとり鶏ハンバーグ 簡単ドミグラスソース	18	359	21.2	13.1	29.6	2.5	648	68	2.7	112	0.19	0.32	58	4.4
ホタテとほうれん草のマカロニグラタン	20	577	35.1	16.7	61.9	4.2	1148	249	4.5	141	0.29	0.28	20	1.9
カジキのエスニック串焼き	21	325	23.0	20.7	10.7	2.6	643	29	1.1	129	0.12	0.13	2	2.5
ポークチャップ	22	218	17.4	2.8	24.5	1.7	605	32	1.4	20	0.98	0.21	8	2.4
サケのコーンクリーム煮	23	293	27.7	8.1	22.0	2.6	767	65	2.3	22	0.29	0.3	11	2.0
“さくさく”がうれしい														
皿焼きクリームコロッケ	24	434	30.1	12.1	44.2	4.0	984	166	4.2	61	0.37	0.37	13	3.2
ラムのパン粉焼き	26	216	18.4	10.6	10.3	1.2	355	25	2.0	37	0.17	0.24	9	1.8
白身魚のせんべいごろも焼き	27	180	21.1	0.8	17.5	0.7	440	39	0.4	15	0.12	0.17	7	1.5
ちくわとチーズの焼き春巻き	28	150	7.5	7.0	14.7	0.5	38	96	0.4	13	0.03	0.08	0	1.2
かぼちゃのキッシュ	29	235	13.2	8.6	25.4	2.9	554	75	2.2	250	0.23	0.34	36	1.4
“とろ〜り”がうれしい														
簡単ミートボールのトマトシチュー	30	340	18.6	13.8	30.3	4.8	838	61	1.6	422	0.70	0.26	36	4.5
チキンのクリーム煮	32	286	26.4	9.3	22.7	5.0	1545	100	4.2	366	0.37	0.49	60	2.0
くずし豆腐のあんかけごはん	33	503	30.7	9.4	67.1	0.9	521	147	2.4	85	0.23	0.34	1	4.2
中華あんかけうどん	34	318	10.4	3.5	60.2	4.2	367	72	1.2	10	0.11	0.11	55	4.6

料理名	掲載 (ページ)	エネルギー (kcal)	たんぱく質 (g)	脂質 (g)	炭水化物 (g)	食物繊維総量 (g)	カリウム (mg)	カルシウム (mg)	鉄 (mg)	ビタミンA (レチノール活性当量) (μg)	ビタミンB_1 (mg)	ビタミンB_2 (mg)	ビタミンC (mg)	食塩相当量 (g)
安心スープ														
のっぺい汁	36	87	4.7	0.3	17.9	4.2	912	133	1.9	234	0.14	0.13	26	4.4
具だくさんのトマトスープ	37	112	5.3	0.9	23.3	7.5	714	83	1.2	236	0.17	0.10	54	2.6
かぼちゃのポタージュ	38	174	5.6	4.0	29.5	3.8	600	57	1.8	250	0.14	0.10	37	2.0
中華風卵とじスープ	38	120	9.4	6.2	6.0	0.9	248	58	1.4	216	0.14	0.31	9	3.1
せん切り野菜のスープ	39	37	1.8	0.4	6.9	1.7	219	40	0.4	39	0.06	0.04	32	1.9
魚のおかず														
アクアパッツァ	40	232	26.2	9.7	4.0	0.6	569	86	2.1	89	0.09	0.14	12	1.8
サケの照り焼き	42	205	23.7	4.1	15.2	0.8	469	29	0.8	13	0.17	0.24	5	2.7
シーフードパエリア	43	369	19.9	1.4	64.9	1.4	444	61	2.2	23	0.13	0.11	32	2.4
タイのカルパッチョ	44	146	14.4	3.7	14.0	1.7	583	31	0.4	30	0.24	0.09	22	1.6
サバ缶とじゃがいものおやき風	45	317	21.9	11.0	31.4	2.5	892	272	2.4	13	0.29	0.42	54	3.8
サワラのチーズ焼き	46	254	25.0	13.5	5.7	1.9	630	118	1.2	51	0.13	0.45	43	1.4
ハマチの梅ごまあえ	47	176	13.8	11.0	5.4	1.3	323	119	1.8	21	0.14	0.17	2	3.6
アジのなめろう	47	110	12.6	3.1	6.2	1.5	338	43	1.4	33	0.09	0.14	3	2.5
肉のおかず														
牛もも肉の和風ローストビーフ	48	198	21.2	10.0	4.0	0.9	429	19	1.6	13	0.1	0.23	10	1.3
パイナップルチキン	50	255	29.0	6.0	22.9	5.3	940	48	1.6	135	0.29	0.33	55	3.5
豚ヒレ肉のマスタードクリームソース	51	240	20.4	8.7	11.7	1.3	626	69	2.6	222	1.07	0.22	2	2.8
鶏むね肉のピカタ甘酢あんかけ	52	258	22.3	4.4	28.3	0.4	374	26	0.9	50	0.11	0.21	5	3.7
ゆで豚のツナヨーグルトソース	53	179	26.9	5.8	3.5	0.5	565	29	1.1	33	1.34	0.29	7	0.5

料理名	掲載 (ページ)	エネルギー (kcal)	たんぱく質 (g)	脂質 (g)	炭水化物 (g)	食物繊維総量 (g)	カリウム (mg)	カルシウム (mg)	鉄 (mg)	ビタミンA(レチノール活性当量) (μg)	ビタミンB1 (mg)	ビタミンB2 (mg)	ビタミンC (mg)	食塩相当量 (g)
ゆで野菜で手軽に一品														
いんげんのごまあえ	55	78	2.8	5.0	7.1	2.2	157	132	1.2	19	0.07	0.07	2	0.4
ブロッコリーの白あえ	55	67	5.1	3.4	4.9	1.9	151	80	0.9	26	0.07	0.06	22	0.9
アスパラとにんじんの卵とじ	55	153	9.1	5.7	14.1	1.2	263	45	1.5	238	0.10	0.31	6	2.9
小松菜の納豆あえ	56	57	5.0	2.6	4.2	2.7	248	90	1.7	130	0.06	0.12	11	0.1
小松菜ののりあえ	56	15	1.9	0.1	2.8	1.7	129	81	1.3	165	0.03	0.08	14	0.9
もやしとほうれん草のポン酢あえ	56	16	1.8	0.2	2.4	1.4	181	25	0.4	135	0.03	0.05	8	0.5
メインと副菜を同時に														
ゆで鶏のタルタルソース+ポトフ風スープ	58	360	41.9	11.6	19.2	5.3	1334	126	2.2	338	0.39	0.51	75	3.9
タラとトマトの重ね蒸し+蒸し野菜のアイオリソース	60	258	24.8	8.7	16.2	4.5	965	117	1.7	436	0.28	0.38	115	3.3
韓国風グリルチキン+せん切り野菜のナムル	62	278	24.0	9.1	24.5	4.0	775	126	2.1	388	0.23	0.31	49	4.2
アジの梅みそ蒸し+かぼちゃのごまあえ	64	221	19.9	6.2	21.3	3.8	684	121	1.8	250	0.18	0.2	35	3.7
肉・魚の作りおき														
レンジで鶏チャーシュー	68	131	16.3	1.3	9.7	0	283	6	0.4	6	0.07	0.09	2	1.4
フライパンミートローフ	69	240	17.6	11.9	12.3	1.3	338	52	1.5	50	0.11	0.22	4	2.1
シシャモの焼き南蛮漬け	70	98	9.4	3.3	6.9	0.7	256	144	0.9	132	0.03	0.13	3	1.8
サケ缶そぼろ	71	13	1.2	0.2	1.0	0	19	1	0	1	0.01	0.01	0	0.2
野菜・卵・高野豆腐の作りおき														
和風ラタトゥイユ	72	36	2.2	0.2	7.8	2.6	375	78	1.2	116	0.08	0.11	65	1.2
キャロットラペ	73	76	1.1	3.6	11.3	1.8	184	19	0.3	360	0.05	0.04	6	0.5
コールスローサラダ	73	23	0.7	0.1	5.5	1.2	130	24	0.2	86	0.03	0.02	20	0.2

料理名	掲載（ページ）	エネルギー（kcal）	たんぱく質（g）	脂質（g）	炭水化物（g）	食物繊維総量（g）	カリウム（mg）	カルシウム（mg）	鉄（mg）	ビタミンA（レチノール活性当量）（μg）	ビタミンB_1（mg）	ビタミンB_2（mg）	ビタミンC（mg）	食塩相当量（g）
野菜のだし漬け	74	48	1.5	0.2	10.9	2.7	299	16	0.4	120	0.05	0.06	31	0.3
ミックスピクルス	74	34	0.8	0.2	7.0	1.7	281	27	0.3	203	0.05	0.05	48	0.4
ゆで卵のめんつゆ漬け	75	85	6.9	5.7	0.6	0	77	28	1.0	83	0.03	0.24	0	0.4
高野豆腐のそぼろ風	75	18	1.4	0.8	1.1	0.1	13	16	0.2	0	0	0	0	0.3
たれ・ソース														
玉ねぎソース	76	17	0.3	0	2.9	0.1	24	3	0.1	0	0	0.01	1	0.6
中華風ねぎソース	76	16	0.8	0.5	2.0	0.2	36	14	0.2	0	0.01	0.02	0	1.0
ごまみそ	76	46	1.6	1.7	5.9	0.6	46	38	0.6	0	0.01	0.01	0	1.1
ヨーグルトタルタルソース	77	11	0.4	0.7	0.8	0.1	23	12	0	6	0.01	0.01	1	0.2
どんぶりのたれ	77	40	0.7	0	6.5	0	32	3	0.1	0	0	0.01	0	1.1
ねぎみそ	77	30	1.2	0.4	5.3	0.6	53	13	0.3	1	0.01	0.01	2	0.9
お弁当														
サケの幽庵焼き弁当	78	492	31.9	9.2	65.8	2.6	888	72	2.6	347	0.28	0.47	20	2.8
洋風ちらし弁当	80	394	13.4	7.2	65.2	0.9	185	144	0.5	91	0.23	0.17	18	2.5
レンジチャーハン弁当	82	483	16.8	10.5	77.3	2.7	333	139	1.7	197	0.12	0.28	23	4.5
デザート														
豆腐ティラミス	84	145	5.0	3.3	22.1	0.5	248	82	0.9	1	0.09	0.06	0	0.1
ヨーグルトとマシュマロのムース	85	141	2.6	1.3	29.7	0.2	111	37	0.4	17	0.03	0.05	4	0
コーヒー風味のパンナコッタ	86	237	6.5	12.3	25.4	0.2	299	20	1.3	0	0.03	0.02	0	0
レンジでカップ蒸しパン	87	172	5.4	3.4	30.1	0.9	210	57	1.1	41	0.05	0.13	0	0.3

著者プロフィール

◆料理

田中可奈子(たなか・かなこ)

料理研究家・栄養士。女子栄養大学短期大学部卒業。自宅で料理教室「Kanako's Kitchen」を主宰するかたわら、書籍、雑誌、新聞、企業ホームページなどで幅広くレシピを提案。飲食店のメニュー開発やイベントの講師も務める。クローン病と診断された家族のために工夫した料理は、安心でおいしく、家族みんなで楽しめると好評。『クローン病・潰瘍性大腸炎の安心ごはん』『ノンオイルだからおいしいお菓子』『クローン病・潰瘍性大腸炎のノンオイル作りおき』『成長期から思春期のクローン病・潰瘍性大腸炎まんぷくごはん』(ともに小出版部刊)など著書多数。

◆病態監修

酒井英樹(さかい・ひでき)

柏市立柏病院 消化器内科科長代理・健診センター長。医学博士。
1979年東京医科歯科大学医学部卒業後、1987年米国マサチューセッツ州フラミンガムユニオン病院に留学。2001～2002年米国カリフォルニア州カリフォルニア大学クリニカルフェロー。専門分野は肝臓・消化器科。

◆栄養指導

石川由香(いしかわ・ゆか)

柏市立柏病院 栄養科 副士長。
1986年日本女子大学 家政学部卒業。大阪厚生年金病院、淀川キリスト教病院を経て、1996年より現職。2008年より給食管理が直営になった同病院では、栄養科職員が患者と話す機会を積極的に設けているほか、栄養管理と給食管理を一体化させ、患者一人一人の栄養管理を実施する取り組みを行っている。

STAFF

本文デザイン	門松清香
カバーデザイン	鈴木住枝(Concent,inc)
写真	安部まゆみ
スタイリング	ダンノマリコ
取材	久保木 薫
イラスト	えのきのこ
校閲	滄流社
栄養価計算	竹内由佳(カロニック・ダイエット・スタジオ)
調理アシスタント	武田美雪、永松恭子
撮影協力	UTUWA(電話03-6447-0070)

食事療法おいしく続けるシリーズ

クローン病・潰瘍性大腸炎の安心おかず

2016年10月30日　初版第1刷発行
2024年 4 月30日　初版第4刷発行

著　者　田中可奈子、酒井英樹、石川由香
発行者　香川明夫
発行所　女子栄養大学出版部
〒170-8481　東京都豊島区駒込3-24-3
電話　03-3918-5411(販売)
03-3918-5301(編集)
ホームページ　https://eiyo21.com
印刷所　TOPPAN株式会社

ISBN978-4-7895-1861-1